中医历代名家学术研究丛书

主编　潘桂娟

李　杲

战佳阳　编著

Academic Research Series of Famous
Doctors of Traditional Chinese
Medicine through the Ages

“十三五”国家重点图书出版规划项目

全国百佳图书出版单位
中国中医药出版社
·北　京·

图书在版编目（CIP）数据

中医历代名家学术研究丛书 . 李杲 / 潘桂娟主编；
战佳阳编著 . —北京：中国中医药出版社，2021.12
ISBN 978-7-5132-6711-3

Ⅰ . ①中…　Ⅱ . ①潘…　②战…　Ⅲ . ①中医临床—
经验—中国—金代　Ⅳ . ① R249.1

中国版本图书馆 CIP 数据核字（2021）第 007722 号

中国中医药出版社出版
北京经济技术开发区科创十三街 31 号院二区 8 号楼
邮政编码　100176
传真　010-64405721
河北品睿印刷有限公司印刷
各地新华书店经销

开本 880 × 1230　1/32　印张 7.5　字数 189 千字
2021 年 12 月第 1 版　2021 年 12 月第 1 次印刷
书号　ISBN 978 – 7 – 5132 – 6711 – 3

定价　55.00 元
网址　www.cptcm.com

服 务 热 线　010-64405510
购 书 热 线　010-89535836
侵 权 打 假　010-64405753

微信服务号　zgzyycbs
微商城网址　https://kdt.im/LIdUGr
官 方 微 博　http://e.weibo.com/cptcm
天猫旗舰店网址　https://zgzyycbs.tmall.com

如有印装质量问题请与本社出版部联系（010-64405510）

项目来源及国家重点图书出版计划

2005年国家重点基础研究发展计划（973计划）课题“中医学理论体系框架结构与内涵研究”（编号：2005CB532503）

2009年科技部基础性工作专项重点项目“中医药古籍与方志的文献整理”（编号：2009FY120300）子课题“古代医家学术思想与诊疗经验研究”

2013年国家重点基础研究发展计划（973计划）项目“中医理论体系框架结构研究”（编号：2013CB532000）

国家中医药管理局重点研究室“中医理论体系结构与内涵研究室”建设规划

“十三五”国家重点图书、音像、电子出版物出版规划（医药卫生）

2021年度国家出版基金资助项目

《中医历代名家学术研究丛书》编委会

主　　编　潘桂娟

常务副主编　陈　曦　张宇鹏

副 主 编　翟双庆　钱会南　刘桂荣　郑洪新
邢玉瑞　马淑然　陆　翔　文颖娟
柳亚平　王静波

编　　委（以姓氏笔画为序）

于　峥	王　彤	王国为	王姝琛	王蓓蓓	尹东奇
石　琳	卢红蓉	田丙坤	朱　辉	朱乔青	乔文彪
刘理想	刘寨华	江　泳	江　涛	汤尔群	许筱颖
孙晓光	孙海舒	孙理军	杜　松	李　倩	李文华
李海玉	李董男	李敬林	李翠娟	杨　杰	杨　萌
杨　舒	杨卫东	杨卫彬	杨景峰	肖延龄	吴小明
吴宇峰	何　流	谷　峰	谷建军	冷　伟	汪　剑
张　胜	张　聪	张　蕾	张立平	张卓文	张明泉
张银柱	陆　翔	陈士玉	陈子杰	陈玉萍	陈建杉
苗　苗	林　燕	林亭秀	林晓峰	呼兴华	依秋霞
金香兰	郑　齐	郑日新	郑旭锐	赵红霞	相宏杰
战丽彬	战佳阳	姚远友	夏丽娜	倪祥惠	徐世杰
席崇程	黄　辉	黄玉燕	崔　为	寇馨云	葛晓舒
董正华	韩晶杰	禄　颖	甄雪燕	蔺焕萍	黎鹏程

《中医历代名家学术研究丛书》审订委员会

前言

中医理论肇始于《黄帝内经》《难经》，本草学探源于《神农本草经》，辨证论治及方剂学发轫于《伤寒杂病论》。在此基础上，历代医家结合自身的思考与实践，提出独具特色的真知灼见，不断革故鼎新，充实完善，使得中医药学具有系统的知识体系结构、丰富的原创理论内涵、显著的临床诊治疗效、深邃的中国哲学背景和特有的话语表达方式。历代医家本身就是“活”的学术载体，他们刻意研精，探微索隐，华叶递荣，日新其用。因此，中医药学发展的历史进程，始终呈现出一派继承不泥古、发扬不离宗的繁荣景象。

中国中医科学院中医基础理论研究所，自2008年起相继依托2005年国家重点基础研究发展计划（973计划）课题“中医学理论体系框架结构与内涵研究”、2009年科技部基础性工作专项重点项目“中医药古籍与方志的文献整理”子课题“古代医家学术思想与诊疗经验研究”、2013年国家重点基础研究发展计划（973计划）项目“中医理论体系框架结构研究”，以及国家中医药管理局重点研究室（中医理论体系结构与内涵研究室）建设规划，联合北京中医药大学等16所高等院校及科研和医疗机构的专家、学者，选取历代具有代表性或学术特色突出的医家，系统地阐释与解析其学术思想和诊疗经验，旨在发掘与传承、丰富与完善中医理论，为提升中医师临床实践能力和水平提供参考和借鉴。本套丛书即是由此系列研究阶段性成果总结而成。

综观历史，凡能称之为“大医”者，大都博览群书，学问淹博赅洽，集百家之言，成一家之长。因此，我们以每位医家的内容独立成书，尽可能尊重原著，进行总结、提炼和阐发。本丛书的另一个特点是，将医家特色学术观点与临床实践相印证，尽可能选择一些典型医案，用以说明理论的实践价值，便于临床施用。本丛书列选“‘十三五’国家重点图书、音像、电子出版物出版规划”“医药卫生”类项目，收载民国及以前共102名医家。第一批61个分册，已于2017年出版。第二批41个分册，申报2021年国家出版基金项目已获批准，出版在即。

丛书各分册作者，有中医基础和临床学科的资深专家、国家及行业重点学科带头人，也有中青年骨干教师、科研人员和临床医师中的学术骨干，来自全国高等中医药院校、科研机构和临床单位。从学科分布来看，涉及中医基础理论、中医各家学说、中医医史文献、中医经典及中医临床基础、中医临床各学科。全体作者以对中医药事业的拳拳之心，共同努力和无私奉献，历经数年完成了这份艰巨的工作，以实际行动切实履行了“继承好、发展好、利用好”中医药的重大使命。

在完成上述科研项目及丛书撰写、统稿与审订的过程中，研究团队暨编委会和审订委员会全体成员精益求精之心始终如一。在上述科研项目负责人、丛书总主编、中国中医科学院中医基础理论研究所潘桂娟研究员主持下，由常务副主编陈曦副研究员、张宇鹏副研究员及各分题负责人——翟双庆教授、钱会南教授、刘桂荣教授、郑洪新教授、邢玉瑞教授、马淑然教授、文颖娟教授、陆翔教授、杨卫彬研究员、崔为教授、江泳教授、柳亚平副教授、王静波副教授等，以及医史文献专家张效霞教授，分别承担或参与了团队的组织和协调，课题任务书和丛书编写体例的起草、修订和具体组织实施，各单位课题研究任务的落实和分册文稿编写、审订等工作。编委会多次组织工作会议和继续教育项目培训，推进编撰工作进度，确保书稿撰写规范，并组织有关专家对初稿进行审订；最终，由总主编与常务副主编对丛书各分册进行复审、修订和统稿，并与全体作者充分交流，对各分册内容加以补充完善，而始得告成。

2016 年 2 月，国家中医药管理局颁布《关于加强中医理论传承创新的若干意见》，指出要“加强对传承脉络清晰、理论特色鲜明的古代医家的学术思想研究”。2016 年 2 月，国务院颁布《中医药发展战略规划纲要（2016—2030 年）》，强调“全面系统继承历代各家学术理论、流派及学说”。上述项目研究及丛书的编写，是研究团队对国家层面“遵循中医药发展规律，传承精华，守正创新”号召的积极响应，体现了当代中医人敢于担当的勇气和矢志不渝的追求！通过此项全国协作的系统工程，凝聚了中医医史、文献、理论、临床研究的专门人才，培育了一支专业化的学术队伍。

在此衷心感谢中国中医科学院及其所属中医基础理论研究所、中医药信息研究所、研究生院，以及北京中医药大学、陕西中医药大学、山东中医药大学、云南中医药大学、安徽中医药大学、辽宁中医药大学、浙江中医药大学、成都中医药大学、湖南中医药大学、长春中医药大学、黑龙江中医药大学、南京中医药大学、河北中医学院、贵州中医药大学、中日友好医院 16 家科研、教学和医疗单位对此项工作的大力支持！衷心感谢中国中医科学院余瀛鳌研究员、姚乃礼主任医师、曹洪欣教授与北京中医药大学严季澜教授在项目实施和本丛书出版过程中给予的悉心指导与支持！衷心感谢中国中医药出版社有关领导及华中健编辑、芮立新编辑、伊丽萦编辑、鄢洁编辑及丛书编校人员的辛勤付出！

在本丛书即将付梓之际，全体作者感慨万千！希望广大读者透过本丛书，能够概要纵览中医药学术发展之历史脉络，撷取中医理论之精华，承绪千载临床之经验，为中医药学术的振兴和人类卫生保健事业做出应有的贡献！

由于种种原因，书中难免有疏漏之处，敬请读者不吝批评指正，以促进本丛书的不断修订和完善，共同推进中医历代名家学术的继承与发扬！

《中医历代名家学术研究丛书》编委会

2021 年 3 月

凡例

一、本套丛书选取的医家，为历代具有代表性或特色思想与临床经验者，包括汉代至晋唐医家6名，宋金元医家19名，明代医家24名，清代医家46名，民国医家7名，总计102名。每位医家独立成册，旨在对医家学术思想与诊疗经验等内容进行较为详尽的总结阐发，并进行精要论述。

二、丛书的编写，本着历史、文献、理论研究有机结合的原则，全面解读、系统梳理和深入研究医家原著，适当参考古今有关该医家的各类文献资料，对医家学术思想和诊疗经验加以发掘、梳理、提炼、升华、概括，将其中具有理论意义、实践价值的独特内容阐发出来。

三、丛书在总体框架上，要求结构合理、层次清晰；在内容阐述上，要求概念正确，表述规范，持论公允，论证充分，观点明确，言之有据；在分册体量上，鉴于每个医家的具体情况不同，总体要求控制在10万～20万字。

四、丛书的每一分册的正文结构，分为“生平概述”“著作简介”“学术思想”“临证经验”与“后世影响”五个独立的内容范畴。各分册将拟论述的内容按照逻辑与次序，分门别类地纳入以上五个内容范畴之中。

五、“生平概述”部分，主要包括医家姓名字号、生卒年代、籍贯等基本信息，时代背景、从医经历以及相关问题的考辨等。

六、“著作简介”部分，逐一介绍医家的著作名称（包括现存、已经亡佚又经后人辑复的著作）、卷数、成书年代、主要内容、学术价值等。

七、“学术思想”部分，分为“学术渊源”与“学术特色”两部分进行论述。前者重在阐述医家之家传、师承、私淑（中医经典或前代医家思想对其影响）关系，重点发掘医家学术思想的历史传承与学术渊源；后者主要从独特学术见解、学术成就、学术特点等方面，总结医家的主要学术思想特色。

八、“临证经验”部分，重点考察和论述医家学术著作中的医案、医论、医话，并有选择地收集历代杂文笔记、地方志等材料，从中提炼整理医家临床诊疗的思路与特色，发掘、总结其独到的诊治方法。此外，还根据医家不同情况，以适当方式选录部分反映医家学术思想与临证特色的医案。

九、“后世影响”部分，主要包括“学术影响与历代评价”“学派传承（学术传承）”“后世发挥”和“国外流传”等内容。其中，对医家的总体评价，重视和体现学术界共识和主流观点，在此基础上，有理有据地阐明新见解。

十、附以“参考文献”，标示引用著作名称及版本。同时，分册编写过程中涉及的期刊与学位论文，以及未经引用但能体现一定研究水准的期刊与学位论文也一并列出，以充分体现对该医家研究的整体状况。

十一、附以丛书全部医家名录，依照时间先后排列，以便查验。

十二、丛书正文标点符号使用，依据中华人民共和国国家标准《标点符号用法》（GB/T 15834—2011）。医家原书中出现的俗字、异体字等一律改为简化正体字，个别不能对应简化字的繁体字酌予保留。

《中医历代名家学术研究丛书》编委会

2021 年 3 月

内容提要

李杲，字明之，晚年自号东垣老人；生于金世宗大定二十年（1180），卒于元宪宗元年（1251），河北真定（今之河北省正定县附近）人，易水学派代表医家，“金元四大家”之一。李杲的代表著作有《内外伤辨惑论》《脾胃论》《兰室秘藏》《东垣试效方》等。李杲在中医学术发展史上有着卓越的贡献：在伤寒理论的基础上，发展了内伤病学说，提出了内伤与外感的辨证体系；对于内伤强调脾胃的重要性，认为“人以胃土为本”，若胃气盛则元气充足，虽有病邪亦不能害，创立了脾胃学派，后世称为“补土派”。本书内容包括李杲的生平概述、著作简介、学术思想、临证经验、后世影响等。

李杲，字明之，晚年自号东垣老人；生于金世宗大定二十年（1180），卒于元宪宗元年（1251），河北真定（今河北省正定县附近）人，易水学派代表医家，“补土派”的创始人，“金元四大家”之一。李杲的代表著作有《内外伤辨惑论》《脾胃论》《兰室秘藏》《东垣试效方》等。李杲在中医学术发展史上有着卓越的贡献：在伤寒理论的基础上，发展了内伤病学说，提出了内伤与外感的辨证体系；对于内伤强调脾胃的重要性，认为“人以胃土为本”，若胃气盛则元气充足，虽有病邪亦不能害，创立了脾胃学派，即后世所称“补土派”。

现代以来有关李杲的学术论文，经中国知网（CNKI）检索，有相关期刊论文1572篇，学位论文205篇，会议论文44篇。这些论文的主题和内容，涉及李杲的学术思想、诊疗特点、学术传承与学术影响等。

现代以来出版的相关著作：李聪甫、刘炳凡等编著的《金元四大医家学术思想之研究》，胡荫奇、赵佐仁编著的《脾胃学说大师李东垣》，马新云等编著的《河北历代名医学术思想研究》，丁光迪所著之《金元医学评析》等。这些著作的主题，是对金元四大家或者河北名医的研究，其中有关于李杲学术成就的内容。此外，《东垣学说论文集》是丁光迪教授历年研究李杲学术的论文汇编。目前，尚未见到比较系统、全面地论述李杲学术成就和学术特色的专著。

本次整理研究，在全面、深入地研读李杲原著并综合古今相关研究进展的基础上，重在梳理和阐述李杲的学术渊源、学术特色、临证特点，同时概要介绍其生平事迹、著作特点、后世影响等。其中关于李杲的学术成就，重点阐述其外感与内伤诊治体系、内伤脾胃论及临床诊治特点。

本次整理研究依据的李杲著作版本：人民卫生出版社于 1957 年出版的《脾胃论》《兰室秘藏》，1959 年出版的《内外伤辨惑论》；中国中医药出版社于 1999 年出版的《金元四大医学家名著集成》，2006 年出版的《唐宋金元名医大成·李东垣医学全书》。

在此衷心感谢参考文献的作者及支持本项研究的各位同仁！

辽宁中医药大学　战佳阳

2019 年 6 月

目录

李杲

生平概述

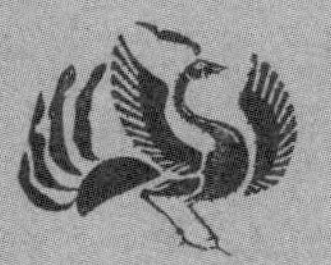

李杲，字明之，晚年自号东垣老人；生于金世宗大定二十年（1180），卒于金宪宗元年（1251），河北真定（今之河北省正定县附近）人，易水学派代表医家，“金元四大家”之一。李杲的代表著作有《内外伤辨惑论》《脾胃论》《兰室秘藏》《东垣试效方》等。李杲在中医学术发展史上有着卓越的贡献，在伤寒理论的基础上，发展了内伤病学说，提出了内伤与外感的辨证体系；对于内伤强调脾胃的重要性，认为“人以胃土为本”，若胃气盛则元气充足，虽有病邪亦不能害，创立了脾胃学派，后世称为“补土派”。

一、时代背景

（一）社会背景

李杲出生于金朝建国后第 65 年。金朝存在于中国历史总计 120 年，李杲出生时已度过了一半时间，从初期的动荡扩张转入休养生息的时期。原来暴烈善战的游牧民族，从金戈铁马的四处扩张中休息下来，开始了解中原的汉唐文化，学习中原的典章制度。自金熙宗、海陵王完颜亮到金世宗统治期间，实行了一系列改革，推行汉制，涉及政治、经济、文化、军事等诸多方面，整个金朝逐渐汉化。金世宗时，“朝廷清明，天下无事”“典章文物，粲然成一代治规”。史书中称这一时期为“大定明昌之治”的鼎盛时期，是一番“太平和乐”的景象。

李杲出生于金世宗大定二十年（1180），从其出生至青年时代，正值金朝的鼎盛时期。此时，金朝对汉文化的重视、当时承平的社会环境，以及李杲富裕的家庭背景，为其提供了学习各种知识的必要条件。在此期间，李杲开始学习医学，为后来的学术发展奠定了良好基础。

李杲的中年时期，金朝由盛转衰，自金章宗之后，金朝开始衰落。继位的卫绍王平庸无能，导致金朝内部动荡，周围的西夏、大理、南宋等国也时时威胁着金朝。与此同时，金朝最畏惧的蒙古自大漠兴起。金大安三年（1211），成吉思汗率领四子和大将者别、速不台、木华黎等发兵攻打金朝。1212 年，蒙古军队乘胜攻取宣德（今河北宣化）、德兴（今河北涿鹿）要塞。者别攻入东京，大掠而还。1213 ～ 1214 年，蒙古再次攻打金朝，包围中都，金宣宗以岐国公主及大量金帛、马匹、童男童女向蒙古求和，蒙古大军满载而归。1214 年 5 月，宣宗迁都汴梁。此后，金朝在武力上完全被蒙古压制。后来，蒙古多次攻打金朝，逐渐占领了金朝的领土。

李杲的晚年时期，金朝更加衰落直至灭亡。这段时间，战乱频繁，百姓疾病横生。在金哀宗天兴元年（1232），蒙古大军大败金朝军队，围困汴梁将近半个月。解围之后，汴梁发生大瘟疫。《金史·卷十七·本纪第十七·哀宗（上）》记载天兴元年五月辛卯，“汴京大疫，凡五十日，诸门出死者九十余万人。贫不能葬者不在是数”。金哀宗天兴二年（1233），金哀宗出奔归德，元帅崔立发动兵变，杀汴京留守，献城降蒙。夏，哀宗又奔荣州。金哀宗天兴三年（1234）春，蔡州破，哀宗自杀，金朝灭亡。

在此社会动荡、天灾人祸四起之时，李杲饱经战乱，四处漂泊，到处行医，见到由精神、饮食、劳役等引起的疾病众多，积累了大量的临床经验，也为其后来在医学理论上的新建树奠定了基础。

（二）哲学背景

医学的发展，往往是在当时经济文化，特别是哲学的发展基础上有所进步的。李杲在医学理论方面的建树，甚至整个金元时期医学的创新发展，都不同程度地受到当时程朱理学的影响。

在李杲乃至金元四大家所生活的金元时期，在传统文化中有着主导地位和重要影响的是宋朝时期产生的理学。在中国历史上，大乱之后即是大治。宋朝是在礼崩乐毁、战乱纷争的五代十国基础上建立的。宋朝建立之初，在政治上，统治者有感于中唐之后军人干政篡权频繁导致的社会动荡，开始前所未有地推行“右文抑武”之道，形成史所罕见的文以靖国方针，因思想、言论自由而出现了春秋战国以来前所未有的宽松环境，又为文化的创造性发展提供了良好的社会氛围。在文化方面，因为儒家经学的正统观念，即汉唐以来述而不作的儒家经学，只知因循前代的学说不知创新，故日渐衰微，导致传统礼仪名教处在濒临崩溃的边缘，产生了疑经传的思想。由于儒、释、道各家长期争鸣过程中所孕育的哲学观整合重构之机迅速成熟，儒家在与佛、道两家争鸣斗争之时，儒家人物在学术上否定佛道，在个人情趣上却出入佛道。佛道已将部分儒学思想引入，而儒家也注意从佛道中吸收本身缺乏的哲理思维，借鉴佛道思辨性强的特点丰富自身思想。在这种情况下，一种既具有继承性又具有创新性的经世致用哲学呼之欲出。陈寅恪曾指出，华夏民族之文化，历数千载之演进，造极于赵宋之世。因而，在宋代的思想文化史上，出现了一次盛况空前的儒学复兴运动。这次儒学复兴，表现为以新儒学为主体的儒、释、道的学术整合，其结果便形成儒家哲学的一种新的形态——程朱理学。宋代理学家大破汉唐“传注”，从“舍传求经”到“疑经改经”，学术思想界萌发了一股新鲜的、生气勃勃的风气。在这种风气的推动下，理学家依据本集团、阶层的利益及各自的思想，提出了救治社会的方略、方法及主张和学说。因缘于这样一个独特的历史文化土壤环境，形成了北宋各家异说、学派涌现的局面。其中著名的学派，有以周敦颐为代表的“濂学”，以张载为代表的“关学”，以二程为代表的“洛学”，以朱熹为代表的“闽学”，等等。除濂、洛、关、闽四大主要的理学流派以外，还有王安石的“新学”，邵雍的“易学”，司马光之“朔学”，以苏轼为首的“三苏”的“蜀学”，还有以张栻为代表的湖湘学派、陆九渊（象山）所代表的“心学”、陈亮的永康学派和叶适的永嘉派等。从哲学观层面看，以元气、阴阳五行、天人合一思想等为核心的传统易道宇宙哲学观文化，再次结出了以宋明理学为代表的里程碑式硕果。北宋时期为理学发端与集大成的时期，以程朱为代表的理学家，以儒家为基础，结合释、道两家，建立了一套理学的道德性命之学，广为学者所接受。其中，由理而至于气思想深远。朱熹所说：“天地之间，有理有气，理也者，形而上之道也，生物之本也；气也者，形而下之器也，生物之具也。”于此相关的五运六气理论也风靡一时。作为一种新的哲学文化，理学形成之后必然会进一步影响相关自然社会学领域，催动各自理论实践体系发生新的发展与变革。正如《四库全书总目提要》所言：“儒之门户分于宋，医之门户分于金元。”

此时，医家也随之发扬《内经》的五运六气理论。在接受理学的同时，医家的学术思想及治学方式逐渐向系统医学理论的方向转化，致力于中医理论系统化。王安石所创“新学”的创新性，也影响宋金元时期的医家，使之更勇于审视中医经典理论之不足，进而有所发挥和创新。宋学怀疑批判、勇立新说的学风，是中医学发展创新的重要因素，对中医古籍的校勘整理也产生了重大的影响，如宋代校正医书局与中医界受宋学学风的影响，对古典医籍进行重新编次，增补改错，校勘注释。这有利于后世学习、研究、整理古医籍，对促进中医学的传播和发展具有重要意义。由于宋学学风的影响，中医文献研究转向文献与临床实际相结合，重视阐发医理，是中医治学方法的重要转折。金元时期，受宋学注重考据、勇立新说学风的影响，医家们敢于疑古，认为运气古今有异，古方不能尽治今病，因而在继承总结前人经验的基础上，结合自己的临床实践，标新立异，争创新说，形成了以刘完素为代表的研究火热为主的河间学派、以张元素为代表的研究脏腑病机的易水学派、以张从正为代表的研究攻邪理论的攻邪派等学术流派。

（三）医学背景

李杲所生活的时期为宋金元时期，这一时期占文化主导地位的主要是宋朝的文化。宋朝是一个非常重视医学的朝代，自北宋开国皇帝赵匡胤到徽宗赵佶都非常重视医药，如赵匡胤为其弟“亲为灼艾”，成为佳话。赵匡胤建国之初，就命刘翰、马志编纂《开宝本草》，赵光义继位后又命王怀隐修《太平圣惠方》。其后，北宋政府颁布了许多医学诏令，内容有关于征集、校正、编撰医学书籍，修订或颁布本草专书，改革与普及中医教育，提高医学与医生的社会地位，改革旧习俗和禁止巫觋，开办卖药所以保证中药原材料质量与中成药质量，更便于百姓应用。此外，政府还颁布重用道士医生和草泽医生等各种法令。仁宗时期，建立校正医书局，由孙奇、高保衡、林亿、孙兆等人主持校正医书事宜，对《素问》《伤寒论》《金匮玉函经》《金匮玉函要略方》《脉经》《甲乙经》《诸病源候论》《备急千金要方》《千金翼方》《外台秘要方》等加以整理，使医家研读和运用有所依据。

此外，仁宗和神宗时期，很重视医药人才的培养，医学教育比唐代更有发展，太医局成为专管医学教育的机构。王安石变法实行“三合法”，是一种医学教育制度改革的尝试。发展中医教育改变了传统的师徒相授及自学为主的中医教育模式，培养了大批中医药人才。此外，还先后设立了“惠民局”和“和剂局”，前者以医疗为主，后者以合药为主，以后随着时代变迁，又将两局合并，改称“太平惠民和剂局”，作为国家制药厂及药店，生产中成药，保证用药安全，直接为广大民众服务，为北宋政府的一大创举。“太医局”奉朝廷之命，向民间广泛征集确有临床疗效的验方，由陈师文和裴宗元等人进行选定编辑，形成《太平惠民和剂局方》。其书影响很大，当时经营药物的“和剂局”，按照此书制成丸散等成药供病家使用，

“可以按证检方，即方用药，不必求医，不必修制，寻赎见成丸散，疾病便可安痊”；“官府守之以为法，医门传之以为业，病者恃之以立命，世人习之以成俗”。

其后，金朝和之后的元朝皆继承宋朝的医疗管理体系。金朝的朝廷首次设立专为帝王贵族服务的太医院，将太医院院长提升至五品，兼管教学，对元、明、清的中医学制度影响较大。太医院广泛收罗医学人才，如金章宗数次邀请著名医家刘完素到太医院任职，著名医家张从正曾在金朝太医院任职。

宋金元时期，尤其是北宋时期科学技术显著进步，文化高度繁荣，活字印刷技术发展与普及应用，促使出版业兴盛发达，中医药著作大量出版与发行，更多的中医学家及其文人志士有机会阅读各种中医文献，提高研究水平，为金元医学的创新打下了坚实的基础。同时，宋金元时期，医生的社会地位显著提高，医学受到社会的普遍重视，很多文人重视研究医学，大量儒医应运而生，普遍提高了医生的文化素质。

另一方面，由于《太平惠民和剂局方》在宋代极为盛行，金元时期亦受其影响甚深，形成以现成处方救治各种不同疾病的风气。受其影响，病者常据症状而检方，医者也忽视了辨证论治。一些金元医家认识到其“危害”而批评之，进而求新求变。刘完素、张从正等医家，则开创了新的医学理论、新的医学流派。而宋代的《圣济总录》始推崇五运六气学说，将运气学说置于突出地位。刘完素深入研究运气学说，著《内经运气要旨论》《素问玄机原病式》，阐发病因病机，着眼于自然气候对疾病发生发展的影响，如以亢害承制学说说明病变现象的本质与标象的内在。自此，金元时期众医家一改前代以经方为主的治学思路，更重视医经理论与临床实践的结合，重视理论思辨，开创了新的理论与流派。

二、生平纪略

李杲为河北真定（即今之河北省正定县附近）人。此地为汉代的中山国之东垣邑所在，故后来李杲在晚年自号东垣老人，后人称为李东垣。当时的河北真定是在金朝境内，成为金朝的领土已有六十余年。金朝经过开国时期的动荡扩张后，到金熙宗统治期间，实行了一系列的改革，推行汉制，涉及政治、经济、文化、军事等诸多方面，使整个金朝汉化。最为重要的是，熙宗推行汉制，强化中央集权，对以后金朝的发展起到了十分重要的作用，也推进了女真汉化的历史进程。历史上著名的好大喜功、荒淫无道的海陵王完颜亮夺取帝位后，其改革措施很大程度上沿袭了熙宗的做法，并且迁都燕京，修缮汴梁，政治意义和历史意义均十分重大。但他不切实际地妄想灭亡南宋，统一中国，结果与南宋在采石矶一战大败，萧墙祸起，帝位被完颜雍夺取，自己也被哗变士兵射死。在世宗统治期间，金朝进入了所谓“大定明昌之治”的鼎盛时期。史书中记载这一时期为“朝廷清明，天下无事”“典章文物，粲然成一代治规”。李杲出生之年，为金世宗大定二十年，正值金朝的鼎盛时期。

李杲出生于富豪之家，其家族为当地首富。关于李杲的家族，《元史》有“世为东垣盛族”的记载，认为是世家大族。

出生于豪富之家的李杲，并非一般的纨绔子弟。其自幼敏达，可能是由于祖父原是读书人，受儒家思想教育颇深的缘故，少年开始先后拜其舅父翰林王从之和冯叔献为师，学习《论语》《孟子》《春秋》等儒家经典著作。至二十二岁，已成为知名儒生，“所居竹里，名士日造其门”，以广交名士而闻名于乡里，并在家中空地修建书院。李杲交友谨慎选择，不与纨绔子弟相交游，说话办事从无戏言。据砚坚《东垣老人传》记载：李杲

“忠信笃敬，慎交游，与人相接无戏言，衢间众人以为欢洽处，足迹未尝到，盖天性然也”。

对于李杲的品行和洁身自好，“朋侪颇疾之，密议一席，使妓戏狎，或引其衣，即怒骂，解衣焚之”。此事之后，大家都得知李杲是一个年轻又有操守的书生。不久，又出了一件事情，且与南宋的使节有关。宋金之间的关系自采石矶之战之后有所变化，又缔结了“隆兴和议”：南宋对金不再称臣，改称叔、侄关系；维持“绍兴和议”规定的疆界；宋每年给金的“岁贡”改称“岁币”，银、绢从25万两、匹，改为20万两、匹；宋割商州（今陕西商县）、秦州（今甘肃天水）予金。金宋双方也由此进入一个相对和平的时代。因此，每年宋金使节来往不断，尤其是宋朝使节来到河北一带的时候，乡豪往往接待，也算有不忘故国之意。这一次宴请南宋使节的时候，府尹早就听说了李杲的事迹，见到他在席间，就暗示旁边的妓女强迫他喝酒。在这种酒宴场合，李杲没有办法推辞，就喝了一点，但是马上大吐着退出了。

李杲还是一个很有仁爱之心的人，平时常接待一些读书人，其中如果有的人家里有困难，他都予以帮助和周济。金章宗泰和四年（1204），山东、河北地区大旱，百姓流离失所，困顿不堪，李杲尽自己之全力进行救济，救活了很多百姓。

儒家之教，以孝为首，故李杲除洁身自好以外，更注重孝道。据《医学发明·序》记载：李杲20岁时，“值母王氏遘疾。公侍，色不满容，夜不解衣，遂厚礼求治”。当时，李杲衣不解带地侍奉母亲的疾病，厚礼重币延请医生求治。然而可惜的是，最后由于延医众多，各家“温凉寒热，其说异同”，没有统一见解，于是“百药备尝”，犯下了任医不专的错误。所有药物都用的后果就是都没有用处，最后李杲的母亲不幸撒手尘寰。李杲无比悲痛，方才醒悟古人为什么说孝亲不可不知医，当即发誓说：“若遇良医，当力学以志吾过。”此为李杲立志学医的开端。李杲醒悟道：“医之道尚矣，自本草灵素垂世，传习者代不乏人，若和缓，若越人，若淳于，若华，若张，皆活人当世，垂法后来。奈何此辈习经之不精，见证之不明，其误人也多矣。”（《医学发明·序》）

当时在金元四大家之中，刘完素已于两年前去世了，张从正此时虽当盛年但是名声不显，至于朱丹溪还未出生。但在河北，还有一位名医虽未列入金元四大家，不过其医术和学术贡献并不下于金元四家，那就是易水学派的创始人洁古老人张元素。张元素的经历也甚为传奇，据《金史》记载其“八岁试童子举，二十七试经义进士”，可以说是位神童。不过，在考进士的时候，由于不小心在答卷上没有回避皇帝的名讳，因而没有被录取。张元素于是弃儒从医。后来，张元素治好了刘完素的伤寒病，从此名声大噪。当时，张元素已至晚年，医名遍于天下。李杲于是以厚礼拜张元素为师，主要学习《内经》，同时学习华佗著《中藏经》、王冰著《素问释文》、钱乙著《小儿药证直诀》、刘完素著《素问玄机原病式》和张元素著《医学启源》。李杲随张元素学医五年，“倾囷倒廪，尽得其术”。后世评价李杲学于张元素而医术医名皆超过张元素，青出于蓝而胜于蓝，为医学史上一段佳话。虽然学医甚精，但是李杲并未随即行医。后人推测，其或许因为家庭豪富，不需以行医为生，同时也是因为当时医生的地位并不高。因而，一般人也不敢向他求医，偶有医治也是由于士大夫之类病情危重方才不得已为之。据《元史·列传》记载：“大夫士或病其资性高謇，少所降屈，非危急之疾，不敢谒也。”

学而优则仕，李杲深受儒家文化影响。泰和二年（1202），李杲22岁时，欲一展自己的政治抱负，想谋取官职，于是向金政府“进纳得官，监济源税”。进纳得官，也就是捐献谷粟等财物而换取官职，自汉武帝以后已经成为进入仕途的一种正规途径。李杲得到的官职，是济源（今河南西北部邻近山西）的监税官。据《东垣老人传》记载，在李杲刚刚就任的同年四月，山东一带忽然出现了一种时疫，被称为“大头天行”，此病波及了济源。疾病流行的时候，当地医生“遍阅方书，无与对证者，出己见，妄下之不效，复下之比比至死，医不以为过，病家不为非”，因误治而死者众多。李杲见到这种情况，“独恻然于心”，于是废寝忘食地进行研究，“循流讨源，察标求本”，终于研究出一个方剂，试用后效果非常好。为了能够最大限度地救治病人，李杲命人将药方刻板印刷多份，在街道路口等人流来往众多的地方进行张贴。百姓按照药方进行治疗，取得了良好的效果。百姓不知道这个方子是谁所创，竞相传说为仙人所授，于是把方子刻到了石碑上。这个方子就是著名的普济消毒饮，到现在仍是中医临床必须掌握的名方之一。李杲不仅挽救了当时济源一带民众的生命，而且也为后世治疗温病提供了具有创新意义的临床经验、治疗方法和有效方剂。

李杲生活的年代，正是金由盛转衰直至灭亡的时期，由于蒙古的进攻，金朝已经在宣宗贞祐二年（1214）迁都汴梁，后期蒙古又屡屡进攻金朝。在金哀宗天兴元年（1232），蒙古大军大败金朝军队，围困汴梁将近半月，解围之后汴梁发生大瘟疫。据《金史·哀宗本纪》记载，天兴元年五月，“汴京大疫，凡五十日，诸门出死者九十余万人。贫不能葬者不在是数”，病死者几近百万，医生以原来的方法治疗并不见效。当时李杲正在汴梁城中躲避兵灾，目睹了整个过程。他认为这些疾病并非伤寒，“大抵在围城中，饮食不节及劳役所伤，不待言而知。由其朝饥暮饱、起居不时、寒温失所，动经两三月，胃气亏乏矣，一旦饱食大伤，感而伤人，而又调治失宜，其死也无疑矣”。他认为百姓在围城中因困饿已伤脾胃，解围之后又因饥饿而过度饱食，因而脾胃大伤，又调理治疗失宜，因而造成这样的后果。于是，李杲从内伤脾胃立论进行治疗，用药“或丸或散，俾病者饵之，只取其效，一洗世医胶柱鼓瑟，刻舟求剑之弊”。其“通医之名，雷动一时，其所济活者，不可遍举”。在这种情况下，李杲发挥医术广泛救治，医名为大家所知，也积累了大量的临床经验，同时为他以后创立的医学理论奠定了基础。对于这段经历，《东垣老人传》中记载：“君初不以医为名，人亦不知君之深于医也。辟兵汴梁，遂以医游公卿间。其明效大验，具载别书。壬辰北渡，寓东平。”

在汴梁大疫的同年，李杲离开汴梁北渡，先后寄居于山东聊城的至觉寺和东平的严实家。这一住就是十三年，其间，李杲的精力主要用在临床诊治疾病上，疗效非凡。据《东垣试效方·砚坚序》所云：“凡求治者，以脉证别之，以语言审之。以《内经》断之，对证设方，其应如响。间有不合者，略增损辄效。”李杲在坚持临床实践的同时，不停地研究医学理论，总结和完善自己的医学思想，撰写完成了《内外伤辨惑论》的初稿，但是并未马上出版，而是束之高阁十余年。在此期间，又与著名文学家、诗人元好问相交甚密。元好问本就对医学很感兴趣，二人一同躲避兵祸，沦落天涯，志同道合，因而交情很深厚。通过一段时间的了解，元好问对李杲的医术大为赞赏，称之为国医。元好问的《伤寒会要引》云：“往予在京师，闻镇人李杲明之有国医之目，而未之识也。壬辰之兵，明之与予同出汴梁，于聊城，于东平，与之游者，六年于今，然后得其所以为国医者为详。”其间，李杲又著《医学发明》及《伤寒会要》，元好问为《伤寒会要》作序。

1234年，金朝被蒙古所灭，金地尽入蒙古，政局日渐稳定。蒙古乃马真后三年（1244），李杲决定返回家乡河北真定，自号东垣老人，时年64岁。由于他素体脾胃虚弱，加之连年流离颠沛，身体状况很差。他在《脾胃论·远欲》中写道：“残躯六十有五，耳目半失于视听，百脉沸腾而烦心，身如众脉漂流，瞑目则魂如浪去，神气衰于前日，饮食减于曩时。”因此，李杲很注意养生，《脾胃论·远欲》和《脾胃论·省言箴》即为其自勉所写。其曰：“安于淡薄，少思寡欲，省语以养气，不妄作劳以养形，虚心以维神。”返回家乡之初，李杲甚为逍遥，“神志既惰，懒于语言，但依蒲团，唤童烫酒，看万里水绡染就”。后来，在范仲淹的后人范尊师的鼓励下，李杲将在流寓期间写出的《内外伤辨惑论》初稿进行整理，终于完成刊行。李杲在序言中说：“此论束之高阁十六年矣。昆仑范尊师曲相奖借，屡以活人为言，谓此书果行，使天下之人不致夭折，是亦仁人君子济人利物之事，就令著述不已，精力衰耗，书成而死，不愈于无益而生乎！予敬受其言，仅力疾成之，虽未为完备，聊答尊师慈悯之志。师，宋文正公之后也。”此书论述重点在于内外伤在病因、病机、诊断、治疗等方面的鉴别。其后，李杲虽已年近七旬、衰病交加，但恐世医不悟内伤证重在脾胃之理，于是继续辛勤著述，先后著成《脾胃论》《兰室秘藏》等书，并撰写了部分论文及临床病例资料。李杲遗留的这些文章和临床资料，后经其弟子整理为《东垣试效方》等书。

李杲年事既高，开始考虑寻觅医术传人。其行医多年，一直没有授徒，只有王好古与其同学于张元素。张元素去世后，王好古又以李杲为师学习医术。王好古，字进之，号海藏，据明代医家徐春甫《古今医统大全》记述，王好古“性明敏，通经史，好医方”，曾举进士，以进士官本州教授兼提举，主管内府医药之事。据《四库全书总目·医家类》记载，其先与李杲一同学医于易水医家张元素门下，年幼于李杲二十岁，张元素去世后，复师事李杲，尽得其所传。王好古远祖《内》《难》、张仲景，近绍张洁古、李杲，博览群书，精研极思，勤于实践，遂成为元代著名的医学家，亦为易水学派的代表医家之一。据砚坚《东垣老人传》载，李杲晚年返回河北后，“一日，谓友人周都运德父曰：‘吾老，欲道传后世，艰其人，奈何？’德父曰：‘廉台罗天益谦甫，性行敦朴，尝恨所业未精，有志于学。君欲传道，斯人其可也’”。于是，在周氏的引见下，罗天益拜李杲为师。罗天益也是河北真定人，生卒年代不详，当时应该是一个贫寒而廉洁的人。罗天益拜师之时向李杲上一陈请，即《上东垣先生启》，载于《卫生宝鉴》卷首。其文曰："窃以射不师于后羿，岂能成日之功；匠非习于公输，未易耸连云之构。惟此医药之大，关乎性命之深。若非择善以从之，乌得过人之远矣！兹者伏遇先生，聪明夙赋，颖悟生资。言天者必有验于人，论病者则以及于国。驱驰药物，如孙吴之用兵；条派病源，若神禹之行水。是以问病而证莫不识，投药而疾靡不瘳。有元化涤胃之神功，得卢扁起人之手段。犹且谦以接物，莫不忠于教人。如天益者，□□晚生，东垣□族。幼承父训，俾志学于诗书；长值危时，遂苟生于方技。然以才非卓荦，性实颛蒙。恐贻□人之讥，常切求师之志。幸接大人之余论，始惭童子以何知。即欲敬服弟子之劳，亲炙先生之教。朝思夕诵，日就月将。其奈千里孑身，一家数口，内以生涯之逼，外为官长之拘，不得免焉，是以难也。今乃谨修薄礼，仰渎严颜。伏望怜鄙夫之问，为之竭焉；见互乡之童，与其进也。使得常常之见，得闻昧昧之思。若味亲糟粕之余，是赐获丘山之重。过此以往，未知所裁。谨启。"文中表达了其对李杲的仰慕之情，以及期待能被收纳为弟子的迫切愿望，情真意挚，措辞恳切。李杲本身品德高尚，收徒也很注重人品，因而见到罗天益后，首先就问："汝来学觅钱医乎？学传道医乎？"罗天益回答："亦传道耳。"于是李杲收其为徒，并供给其饮食。三年之后，李杲"嘉其久而不倦也"，给予罗天益二十两白银，并说："吾知汝活计甚难，恐汝动心，半途而止，可以此给妻子。"罗天益极力推辞而不接受。李杲说："吾大者不惜，何吝乎细？汝勿复辞。"正是由于李杲一面精心教授，同时在生活上给罗天益以帮助，罗天益因此能安心随李杲学医十余年，尽得其传。

元宪宗元年辛亥（1251），一代医宗李杲去世，享年 72 岁。李杲临终前以毕生著作授予罗天益。《东垣老人传》云："临终，平日所著书检勘卷帙，以类相从，列于几前，嘱谦父曰：此书付汝，非为李明之、罗谦父，盖为天下后世，慎勿湮没，推而行之。”李杲之妻王氏，后十余年卒。松岗老人《医学发明序》谓李杲“身殁之后”，罗天益“奉公之室王氏，与嫡母无异，岁时甘旨不乏者，殆十余年。王氏享年八十，以寿终。其窀穸之事，间追远祭祀之礼不缺。近世以来，师弟之道，及之者鲜矣哉”。其有子名执中，见《伤寒会要引》，疑早卒，故由罗天益尽赡养之职。《内经类编序》云:“予闻李死今三十年，罗祠而事之如平生，薄俗中而能若是，是可序。”罗天益为李杲学说和著作的流传，作出了重要贡献。其任太医期间，先后整理出版了李杲的著作《脾胃论》《兰室秘藏》，还以《兰室秘藏》为基础，将李杲的部分论文、病例等资料补入，整理为《东垣试效方》。另外，罗天益“采披李氏精确之议，益以诸家之说，而以己意概括之”，著成了本人的著作《卫生宝鉴》。

李杲年谱

金世宗大定二十年庚子（1180） 李杲出生于河北真定。

金章宗承安三年戊午（1198）前 19岁，在翰林王从之、冯叔献等人教导下学习儒学，结交名士，为人忠敬孝笃。

金章宗承安四年己未（1199） 20岁，是年，李杲母患病，延医众多，却“温凉寒热，其说异同”，“百药备尝”，最终李母因医治无效而去世。李杲无比悲痛，发誓说:“若遇良医，当力学以志吾过。”于是师事名医张元素。

金章宗泰和二年壬戌（1202） 23岁，李杲捐资得官，监济源税。是年四月，大头天行流行，制普济消毒饮子，刻揭于街衢路口等人来往之处，救治众人。

金章宗泰和四年甲子（1204） 25岁，山东、河北地区大旱，极力赈济，救活者甚众。

金哀宗正大八年辛卯（1231） 52岁，撰《内外伤辨惑论》初稿，制补中益气汤。

金哀宗天兴元年壬辰（1232） 53岁，汴京围城三月，解围后大疫。李杲始以医游公卿间，医名初著。结识文学家元好问，偕与北渡，寓东平、聊城。

元太宗十年戊戌（1238） 59岁，撰成《伤寒会要》，元好问为之作序。

元乃马真后二年癸卯（1243） 64岁，六七月间，李杲自病泄泻，自诊自辨后，推医经旨意，制方一服而愈。

元乃马真后三年甲辰（1244） 65岁，还乡正定定居，物色传人，得罗天益为弟子。

元定宗二年丁未（1247） 68岁，《内外伤辨惑论》定稿并撰序。嘉罗天益久学不倦，赠其白金以养家，而勉其力学。

元海迷失后元年己酉（1249） 70岁，《脾胃论》成书，元好问为之序。

元宪宗元年辛亥（1251） 72岁，撰《兰室秘藏》。李杲卒，临终前以毕生著作以类相从授罗天益。

附:《元史·列传第九十·方技·李杲》

李杲，字明之，镇人也，世以赀雄乡里。杲幼岁好医药，时易人张元素以医名燕赵间，杲捐千金从之学，不数年，尽传其业。家既富厚，无事于技，操有余以自重，人不敢以医名之。大夫士或病其资性高謇，少所降屈，非危急之疾，不敢谒也。其学于伤寒、痈疽、眼目病为尤长。

北京人王善甫，为京兆酒官，病小便不利，目睛凸出，腹胀如鼓，膝以上坚硬欲裂，饮食且不下，甘淡渗泄之药皆不效。杲谓众医曰：“疾深矣。《内经》有之：膀胱者，津液之府，必气化乃出焉。今用渗泄之剂而病益甚者，是气不化也。启玄子云：‘无阳者阴无以生，无阴者阳无以化。’甘淡渗泄皆阳药，独阳无阴，其欲化得乎？”明日，以群阴之剂投，不再服而愈。

西台掾萧君瑞，二月中病伤寒发热，医以白虎汤投之，病者面黑如墨，本证不复见，脉沉细，小便不禁。杲初不知用何药，及诊之，曰：“此立夏前误用白虎汤之过。白虎汤大寒，非行经之药，止能寒腑脏，不善用之，则伤寒本病隐曲于经络之间。或更以大热之药救之，以苦阴邪，则他证必起，非所以救白虎也。有温药之升阳行经者，吾用之。”有难者曰：“白虎大寒，非大热何以救，君之治奈何？”杲曰：“病隐于经络间，阳不升则经不行，经行而本证见矣。本证又何难焉。”果如其言而愈。

魏邦彦之妻，目翳暴生，从下而上，其色绿，肿痛不可忍。杲云：“翳从下而上，病从阳明来也。绿非五色之正，殆肺与肾合而为病邪。”乃泻肺肾之邪，而以入阳明之药为之使。既效矣，而他日病复作者三，其所从来之经，与翳色各异。乃曰：“诸脉皆属于目，脉病则目从之。此必经络不调，经不调，则目病未已也。”问之果然，因如所论而治之，疾遂不作。

冯叔献之侄栎，年十五六，病伤寒，目赤而顿渴，脉七八至，医欲以承气汤下之，已煮药，而杲适从外来，冯告之故。杲切脉，大骇曰：“几杀此儿。《内经》有言：在脉，诸数为热，诸迟为寒。今脉八九至，是热极也。而《会要大论》云：病有脉从而病反者何也？脉至而从，按之不鼓，诸阳皆然。此传而为阴证矣。令持姜、附来，吾当以热因寒用法处之。”药未就而病者爪甲变，顿服者八两，汗寻出而愈。

陕帅郭巨济病偏枯，二指著足底不能伸，杲以长针刺骫中，深至骨而不知痛，出血一二升，其色如墨，又且缪刺之。如此者六七，服药三月，病良已。裴择之妻病寒热，月事不至者数年，已喘嗽矣。医者率以蛤蚧、桂、附之药投之，杲曰：“不然，夫病阴为阳所搏，温剂太过，故无益而反害。投以寒血之药，则经行矣。”已而果然。杲之设施多类此。当时之人，皆以神医目之。所著书，今多传于世云。

李杲

著作简介

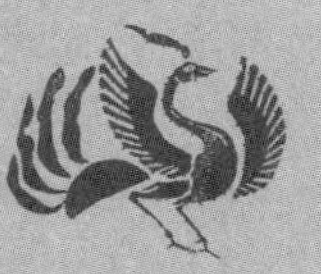

现今流传之说法，李杲的著作很多。署李杲之名的书籍，有《内外伤辨惑论》《脾胃论》《兰室秘藏》《东垣试效方》《医学发明》《医方便儒》《脉诀指掌病式图说》《食物本草》《珍珠囊指掌补遗药性赋》，以及已佚的《伤寒会要》等十余种。以下对李杲的著作做简要的介绍。

一、《内外伤辨惑论》

《内外伤辨惑论》，共计三卷，《文渊阁书目》又名《内外伤辨》;《补辽金元艺文志》和《补元史艺文志》作《辨惑论》。李杲撰写此书的时间比较早，但此书问世却在16年以后。该书完成于1232年，此时李杲客居京师汴梁（今开封）。当时蒙古军队围城达半月之久，解围之后大疫流行，死者几近百万。李杲亲眼所见战乱围困之后，“都人之不受病者万无一二，既病而死者，继踵而不绝”；而当时医者，以治疗外感、实证之法治之，“有以巴豆推之者，有以承气动下之者，俄而变结胸发黄，又以陷胸汤丸及茵陈汤下之，无不死者”。李杲认为，此时之病者，多由战乱精神刺激及围城之时大饥，解围之后大饱而损伤脾胃而致，应为内伤之证，当以补中益气为首务。李杲认为早年在金贞祐元年（1213）及兴定元年（1217）东平（今山东境内）、太原（今山西境内）、凤翔（今陕西境内）等战乱后发生的疾疫与此类似，深感“往者不可追，来者犹可及”，于是“以平生已试之效，著《内外伤辨惑论》一篇，推明前哲之余论，历举近世之变故”。本书之撰著，是由于李杲见医者不明内伤、外感之不同，于是详其不同，使后之医者免调治失宜之误。正如李杲书中所云：“庶几同志者审其或中，触类而长之，免后人之横夭也。”然而，书稿一直没有刊行。李杲在自序中说：“中年以来，更事颇多，诸所诊治，坦然不惑，曾撰《内外伤辨惑论》一篇……此论束之高阁十六年矣。”此书十六年后，即元定宗二年丁未岁（1247），李杲由于范尊师“曲相奖借，屡以活人为言，谓此书果行，使天下之人不致夭折，是亦仁君子济人利物之事”的劝导，认为“就令精力衰耗，书成而死，不愈于无益而生者乎”！李杲受到激励，于是不顾病体，竭尽全力“乃力疾成之”。

《内外伤辨惑论》主要论述由于饮食、劳倦所致疾病。全书三卷，卷上主要是辨证，有辨阴证阳证、辨脉、辨寒热、辨外感八风之邪、辨手背手心、辨口鼻、辨气少气盛、辨头痛、辨筋骨四肢、辨外伤不恶食、辨渴与不渴、辨劳役受病不作表实治之内外伤十三辨，系统论述了内伤与外感二者证候之殊，治法之异。十三辨中，又以“辨阴证阳证”为总纲；卷中论饮食劳倦所伤，尤其是劳倦伤元气，有“饮食劳倦论”“四时用药加减法”“暑伤胃气论”“肺之脾胃虚方”“肾之脾胃虚方”5篇论文，从不同角度阐述了内伤脾胃病的病因、病机及治疗；卷下论饮食内伤，有“辨内伤饮食用药所宜所禁”“饮食自倍，肠胃乃伤，分而治之”“论酒客病”“临病制方”“随时用药”“吐法宜辨上部有脉下部无脉”“重明木郁则达之之理”“说病形有余不足当补当泻之理”八论，提出对待此病的应有看法，以及如何根据所伤病情正确调治等问题。

《内外伤辨惑论》强调内伤病与外感病的区别，纠正了当时医生混淆内伤病与外感病，甚至将内伤病一律以外感病治疗的弊端，由此创立了内伤病学说；同时提出了独重脾胃的观点，认为“人受水谷之气以生，所谓清气、荣气、卫气、春升之气，皆胃气之别称”（《内外伤辨惑论·饮食劳倦论》），为其后撰写的代表著作《脾胃论》中的“内伤脾胃学说”奠定了理论基础。在此书中，李杲创立了“甘温除大热”的治疗方法和以补中益气汤为首的诸多方剂，对后世有很大的影响，至今仍在临床广为应用。

版本情况：该书现存14种版本，主要版本有明成化二十三年丁未（1487）刻本、明嘉靖梅南书屋刻东垣十书本、明万历刻本、清文奎堂刻本、1956年人民卫生出版社铅印本等。

二、《脾胃论》

《脾胃论》为李杲晚年的著作，也是其脾胃学说的代表著作，是李杲著作中理论最为集中的一部书，较为系统、深刻地反映了他的学术思想。本书完成时间为元海迷失后元年（1248），后经其弟子罗天益交刘因检校后出版刊行。

全书分上、中、下3卷。上卷八论，中卷十二论，下卷十六论，共有医论36篇。全书以《内经》为理论依据，旁及《难经》《脉经》及张仲景、孙思邈、钱乙等医家有关论述。上卷有“脾胃虚实传变论”“脾胃胜衰论”等8篇论文，为《脾胃论》的基本部分，同时还有“补脾胃泻阴火升阳汤”等4篇方论。医论中大部分为列举《内经》《难经》《脉经》等经典的内容，之后阐发李杲自己的观点。全卷比较系统地论述了脾胃的生理功能、表里关系、病机虚实传变、气火关系失调及治疗上的升降浮沉补泻方法等，充分阐述了脾胃学说的理论内容。

中卷十二论，主要论述内伤脾胃所生病证的证治原则及相应治法，并阐述脾胃病的具体治疗，如对劳倦所伤予以补脾升阳、安心养神的用药与针刺等。其中，“气运衰旺图说”将内伤病证与五脏的关系、病证在四季的变化、治疗大法及适用药物等进行归纳，所论清晰，一目了然。其他篇章，如“饮食劳倦始为热中论”“脾胃虚弱随时为病随病制方”“长夏湿热胃困尤甚用清暑益气汤论”“随时用药加减法”等，也主要是具体围绕内伤脾胃的治疗问题进行讨论。

卷下十六论，论述脾胃与天地阴阳、升降浮沉的密切关系，并结合病证提出了多种治疗方法；或对上、中二卷的重点部分进一步加以发挥，或对其论述不足部分进行补充。

后附“脾胃将理法”“摄养”“远欲”“省言篇”四论，主要阐述养生之论，也是病时的饮食调理宜忌，为李杲行医及养生的经验结晶。全书共创立方剂 63 首，其中未见于《内外伤辨惑论》的方剂有 45 首。

本书完善了张仲景关于内伤杂病的证治理论，故现代医家岳美中曾评价说：“自仲景之后，医学创造的传依寄托，前不属葛洪、孙思邈，后不属张景岳、喻嘉言，具备体察入微的，舍李东垣又是谁呢。”（《岳美中医话集·谈医史中的古人》）

版本情况：《脾胃论》现存 10 种版本，主要版本有明万历二十九年辛丑新安吴勉学校刻古今医统正脉全书本、明万历本等。

三、《兰室秘藏》

本书书名取自《素问·灵兰秘典论》“藏诸灵兰之室”之义，共计 3 卷。本书内容出自李杲，经罗天益整理后刊行，为李杲晚年抱病编著之书。书成之后，未及刊行，李杲即病逝。至元十三年丙子（1276），即李杲逝世 25 年后，方由其弟子罗天益交付刊行。

本书在理论上与《内外伤辨惑论》《脾胃论》一脉相承，但又不同于《内外伤辨惑论》与《脾胃论》。前两书皆侧重于理论上的论证，而本书为李杲临床经验的精华，是其医学理论在临床运用方面的进一步阐述。

纵观全书，分述饮食劳倦、中满腹胀、心腹痞、胃脘痛、眼耳鼻、内障眼、口齿喉、妇人、疮疡等 21 门病证，涉及内、外、妇、儿、眼耳鼻、口齿咽喉各科，其中又以内科疾病所占篇幅最大，对饮食劳倦、中满腹胀、心腹痞、胃脘痛、酒客病、消渴、头痛、呕吐、衄血、吐血、腰痛、大便结燥、小便淋闭、痔漏、阴痿阴汗、泻痢、自汗等常见内科疾病，分别各立一门，对于难以归类之证，列入杂病门。外科有痔漏门与疮疡门。妇科有妇人门，阐述了经闭、经漏、半产误用寒凉药之病机和治疗。小儿门主要论述惊风和斑疹。眼耳鼻门和口齿咽喉门，则为五官科疾病。每门之下，先有总论，以论述证候为主，详论各证候的病源和治疗原则，后载各种处方。全书内容广泛，重点突出，层次分明，被认为是“东垣学术成就之集大成”者。全书共载280余方，多属李杲创制，药味虽较多，但配伍精当，切于实用，对后世有较大的影响。

版本情况:《兰室秘藏》有18种版本，主要版本有元刻本、明刻本、清文奎堂东垣十书本、清光绪七年辛巳广州云林阁刻本等。

四、《东垣试效方》

《东垣试效方》并非由李杲本人亲自完成，是李杲的弟子罗天益整理李杲临终前交予他的医案及方剂方面的资料，以方剂为主要内容汇编而成。《东垣试效方·王博文序》曰:“太医罗君谦夫，从先生有年。其平生之学，亦为当世闻人。今将方分为九卷，授梓以传。”《东垣试效方·砚坚序》曰:“医之用药，犹将之用兵。兵有法，良将不拘于法；药有方，良医不拘于方。非曰尽废其旧也。昔人因病制方，邪之微甚，人之虚实，莫不详辨而参酌之……故投之无不如意……罗谦父受学其门，君尝令以疗病所制方录之甚悉，月增岁益，浸以成编，凡有闻于君者，又辑而为论，将板行于世，以广君之道。”

全书共计9卷，24门。其内容大部分与《兰室秘藏》相同，不过在前书基础上增加了部分方剂和验案。除卷第一药象门为药物理论外，其余各门以内、外、妇、儿、五官而分，各门下先论后方。

版本情况：该书主要版本有两种，明刻本和 1984 年上海科技出版社影印本。

五、《医学发明》

《医学发明》共计 1 卷，约成书于元宪宗元年（1251）。按原书序言，书成之后并未刊行，而是以之传授门人罗天益（字谦甫）传习，元至元十六年（1279）由罗天益刊行。本书传世有两种版本：一种是节本，不分卷；另外一种为明抄本，属残本，原书共计 9 卷，书前有序言 4 篇，目录齐全，正文残缺，只存留卷一内容。本书现存内容有膈咽不通并四时换气用药法、本草十剂、中风同堕坠论、呕咳气喘、饮食劳倦论、四时用药加减法等 20 余篇有关内科杂病及用药法则的文章。李杲基于对《内经》《难经》经义的理解，结合自己的发挥，进一步阐发了《脾胃论》的思想。

版本情况：此书有 11 种版本，主要版本有明万历刻本、明抄本、清文奎堂刻本、济生拔萃本，还有 1959 年人民卫生出版社铅印本等。

六、《医方便懦》

《医方便懦》共计 3 卷，约成书于元至元三年（1266）。该书内容主要有诊脉至捷歌、伤寒元经传变歌、伤寒证治总略歌、二百四十首药性歌、引经药报使歌、六神歌、十八反歌、十九畏歌、类集古方诗括（263 首）、生死歌诀等。本书文多歌诀，流畅易读。《医方便懦》为方剂歌诀类书籍，开后世方剂歌诀之先河。

版本情况：现存版本为明乔山堂刻本及金元四大家医学全书本。

七、《脉诀指掌病式图说》

《脉诀指掌病式图说》共计1卷，成书于元海迷失后元年（1248）。原题朱震亨（丹溪）撰，书中有“予目击壬辰首乱以来，民中燥热者，多发热痰结咳嗽，重以医者不识时变，复投半夏、南星，以益其燥热”等文字，与《内外伤辨惑论》类似。经丹波元胤《中国医籍考》考证记载，此书确为李杲之书。该书论证脉证诊法，主要以三部九候、五运六气、十二经脉等为理论依据，分三十余论阐述脉证诊法，辨析男女各种病脉之异同等，并附以大量图例说明。具体内容包括论脉法配天地、男女手脉之图、三部九候图说、阴阳相乘覆溢关格图说、论分按人迎气口左右图说、总论脉式、陈氏辨三藏本脉息数尺度、《素问》六气主合至脉、辨七情郁发五脏变病脉法、辨五脏过不及之为病、辨六淫外伤、六经受病脉图说、辨七表八里九道脉病证、辨六极脉、辨男女左右手脉法图序等。

版本情况：现存版本有两种，为明乔山堂刻本及金元四大家医学全书本。

八、《珍珠囊指掌补遗药性赋》

《珍珠囊指掌补遗药性赋》共计4卷，简称《珍珠囊补遗药性赋》，又名《药性赋珍珠囊》，原题金·李杲（明之，号东垣老人）撰，成书年代不详。有研究者认为，此书为张元素所作，李杲为本书补遗，成书于1622年，为学习中药学的启蒙书籍。书中首列药性总赋，分寒、热、温、平4篇，扼要地阐述了320种药物的主要作用；次载用药发明、主治指掌、用药须知等；最后用韵文说明药物品类的主治与功用。此书通俗易记，简明扼要，深入浅出，药性理论也有特色，便于诵记，明清间翻刻流传广泛，是较好的中药启蒙读物。

版本情况：此书有明刻本等 57 种版本。本书有最早的明刻本，以及清初杏园刻本，藏于中国医学科学院图书馆。

附：散佚著作

（一）《用药法象》

《用药法象》共计 1 卷，又称《药象论》。明·李时珍称“《用药法象》书凡一卷，元·真定名医李杲（字明之，号东垣）所著。其通《春秋》《书》《易》，忠信有守，富而好施，援例为济源盐税官，受业于洁古老人，尽得其学，益加阐发，人称神医。祖《洁古珍珠囊》，增以用药凡例，诸经向导，纲要活法，著为此书”（《本草纲目·历代诸家本草》）。本书虽佚，但据《历代中药文献精华》载：“《汤液本草》引用了东垣《药类法象》和《用药心法》两篇，而李时珍将此两文作为一书（《药类法象》）著录。这是不合适的。”因此，本书内容存于《汤液本草》。《历代中药文献精华》总结其主要内容如下：①用药法象：介绍天地阴阳、气味厚薄清浊等内容。②药性要旨：药味与升降关系，附“气味厚薄寒热阴阳升降图”。③升降者天地之气交，气味厚薄阴阳与升降之关系。④用药升降浮沉补泻法，分脏腑归类气味补泻关系。⑤药类法象：按风升生、热浮长、湿化成、燥降收、寒沉藏五类，列药百味，备注性味。⑥标本阴阳论：论用药分标本。⑦五方之正气味。

（二）《伤寒治法举要》

《伤寒治法举要》共计 1 卷，见《中国医籍考》，成书年代不详。据清·汪琥《伤寒论辨证广注》称："《伤寒治法举要》，元·东垣老人李杲撰，书止一卷，首言冷热风劳虚复，续辨惑伤寒论，并举治法之要三十二条。"书中治法，外感用羌活冲和汤，内伤用补中益气汤，若内外两感则用混溷补中汤等。汪琥认为："东垣撰《内外伤辨惑论》，恐有内伤之证似伤寒者，复续上说，恐有伤寒之证夹内伤者，故制混溷补中等汤主之也。"（《伤寒论辨证广注》）

（三）《伤寒会要》

《伤寒会要》共计1卷，见《补元史艺文志》《中国医学大词典》，成书年代不详。据元好问序称："是书三十余万言。谓伤寒家有三禁，即经禁、时禁、病禁。推明仲景、朱奉议、张元素以来备矣。见证得药，见药识证，以类相从，指掌皆在仓促之际，虽使粗工用之，荡然如载司南以适四方，而无问津之惑，其用心博矣。"

（四）《医说辨惑论》

《医说辨惑论》，据《中国医籍考》引熊宗立所著《历代名医考》（又名《医学源流》）记载："李杲，字明之，自号东垣，洁古老人之门弟也。金亡值元，遂为元人。著作甚多，惟有《用药珍珠囊》《脾胃论》《内外伤辨惑》《医学发明》《五经活法机要》《兰室秘藏》《疮疡论》《医学辨惑论》等书刊行。"成书年代及内容未详。

（五）《东垣医书》

此书成书年代及内容未详，见《补三史艺文志》之东垣医书。

（六）《疮疡论》

《中国医籍考》载："熊均曰：李杲，字明之，自号东垣，洁古老人之门弟也。金亡值元，遂为元人。著作甚多，惟有《用药珍珠囊》《脾胃论》《内外伤辨》《医学发明》《五经活法机要》《兰室秘藏》《疮疡论》《医说辨惑论》等书刊行。"成书、内容均未详。

（七）《保婴集》

《保婴集》共一部 1 册，见《中国医学史》，成书年代及内容未详。

（八）《李批崔真人脉诀》

《李批崔真人脉诀》见《中国医学史》。《金史·艺文志》作《校批崔真人脉诀》1 卷。

（九）《东垣心要》

《东垣心要》共 1 册，缺（见《明书经籍志》《文渊阁书目》一部 1 册）。

（十）《药谱》

《药谱》共 1 卷，见于《也是园书目》。

（十一）《万愈方》

《万愈方》共计 1 卷，见《医藏书目》。

李杲

学术思想

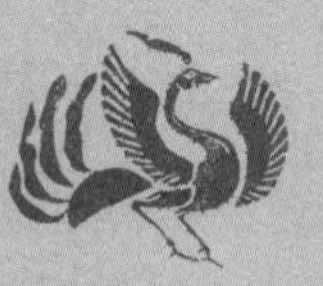

一、学术渊源

（一）秉承经典理论

李杲对于《内经》理论非常重视，其理论上的创见多是以《内经》理论为根基。在李杲学医之初，张元素所选之教科书中，就是以《内经》为首，因而他对于《内经》所学甚精，所论甚详，对于《内经》也非常重视。李杲在所撰著作中论述其学说之时，每每引《内经》之理论于前，在其后结合自己的认识和临床实践加以发挥。李杲的脾胃理论，就建立在《内经》有关脾胃生理功能的论述上，如《素问·经脉别论》所云“食气入胃，散精于肝，淫气于筋。食气入胃，浊气归心，淫精于脉。脉气流经，经气归于肺，肺朝百脉，输精于皮毛。毛脉合精，行气于腑，腑精神明，留于四脏。气归于权衡，权衡以平，气口成寸，以决死生”。“饮入于胃，游溢精气，上输于脾。脾气散精，上归于肺，通调水道，下输膀胱。水精四布，五经并行，合于四时五脏阴阳，揆度以为常也”。在李杲的《脾胃论》上卷中，几乎都是以《内经》原文作为开篇，如内伤理论方面，李杲以《素问·调经论》中的“阴虚内热”理论为依据，探讨脾胃虚弱，元气亏虚而阴火得生的内伤理论。其中，饮食劳倦而内伤热中之论，是出于《素问·调经论》“其生于阴者，得之饮食居处，阴阳喜怒”，以及“阴虚生内热奈何？有所劳倦，形气衰少，谷气不盛，上焦不行，下脘不通，胃气热，热气熏胸中，故为内热”之论。不仅论述理论如是，其辨证施治也遵循《内经》《难经》理论，如觉与证无差，才开方处药。

在金元四大家的理论研究中，往往《素问》《难经》并称。李杲也非常重视《难经》。李杲论述脾胃、内伤、阴火等理论时，往往以《难经》作为理论依据。如《内外伤辨惑论·辨阴证阳证》云“《难经》解云：肝肾之气，已绝于内，以其肝主筋，肾主骨，故风邪感则筋骨疼痛，筋骨之绝，则肾肝之本亦绝矣，乃有余之证也。又云：水谷之寒热，感则害人六腑”。“心肺者，天之气。故《难经》解云：心肺之气已绝于外，以其心主荣，肺主卫。荣者血也，脉者血之府，神之所居也”。因此，《难经》亦为其理论渊源之一。金元四大家受宋代治学风气之影响，长于理论研究与思辨，对《内经》《难经》等医学经典有更多研究与发挥。李杲对于《内经》《难经》有诸多继承与发扬，而医学经典对于其医学理论形成有着非常重要的影响。

（二）宗法前贤各家

张仲景以论述外感伤寒、李杲以擅长内伤而闻名后世，然张仲景的理论是李杲学术的重要源头。《素问·太阴阳明论》云：“脾者土也，治中央，常以四时长四脏，各十八日寄治，不得独主于时也。”张仲景依据《素问》上述理论及有关五脏病传变的论述，首先提出“夫治未病者，见肝之病，知肝传脾，当先实脾，四季脾旺不受邪”根本法则，认为只有脾气充旺，才能使心、肝、肺、肾四脏之气俱旺，反之，脾胃气一伤则百病丛生。张仲景此论，实为李杲脾胃学说之先河。正如明·徐春甫所云：“汉张仲景著《伤寒论》，专以外感伤寒为法，其中顾盼脾胃元气之秘，世医鲜有知之者。”清·屠人杰在《伤寒经解》中称：“观东垣遵《内经》及仲景之文而论脾胃。自此论一出，《内经》之文益显，治脾胃之法愈悉，而天下后世乃知人生莫先于脾胃，而方法总无逃乎东垣之范围，其惠也不亦大哉。”在《脾胃论》卷上，李杲在较为全面地阐述脾胃生理、病机之后，于卷末专门列有“仲景引内经所说脾胃”一篇。篇中除引《内经》原文并加以发挥外，又旁引张仲景有关论述以资印证。另外，如清·周学海所说：“观东垣《脾胃论》升沉补泻图，以卯酉为道路，而归于苍天之气。考其所订诸方，用升、柴、苓、泽等法，实即发源于长沙论中葛根、柴胡、五苓之意，引而伸之，所谓升之九天之上，降之九地之下。虽内伤、外感殊科，而于气之升降出入，则无以异耳。”揭示李杲重视气机升降，常以升、柴、苓、泽为升降之药，是源于对张仲景用葛根、柴胡、五苓散升降之意的理解。张仲景治疗阴阳两虚之心悸、腹中拘挛而痛、手足烦热、咽干口燥、脉大或极虚之证，用小建中汤与黄芪建中汤。上述病证属阴阳两虚，阳不足而累及于阴，故首建中气，故以甘温建中之品振奋阳气。如李杲在《脾胃论·君臣佐使法》中所说：“《伤寒论》云：阳脉涩，阴脉弦，法当腹中急痛。以芍药之酸，于土中泻木为君；饴糖、炙甘草，甘温补脾养胃为臣。水夹木势亦来侮土，故脉弦而腹痛，肉桂大辛热，佐芍药以退寒水。姜、枣甘辛温，发散阳气，行于经脉皮毛为使。建中之名，于此见焉。”因此，李杲补中、升阳、益气、健胃诸法，尤其重用黄芪等甘温之品为受张仲景黄芪建中汤之影响。

另外，如孙思邈、钱乙等医家，亦对李杲的医学理论有所影响。孙思邈《备急千金要方》对脾土亦多论述，指出在土失其子时，当“停其阴阳”即调衡阴阳。李杲治内伤，用补土生金、升降阴阳之法，即遵此意。孙思邈有关脾脏的用药，部分方剂是益气与升阳诸品同用。例如，润脾膏中黄芪与升麻同用治脾热唇焦枯无润，治脾胃虚寒的大黄芪酒选用黄芪、党参、防风、茯苓、白术、泽泻、黄芩、细辛等药。李杲擅用益气补中、升阳降火，即包含承袭孙思邈用药思路之意。同时，在《备急千金要方》的各篇里，不乏补中升阳并举之方，如治脚气的风引独活汤、脚痹独活汤，均以党参、黄芪与升麻、防风、葛根、当归同用；治虚热翕翕然之五补丸，治不进食喜忘的远志汤，均以党参、黄芪、白术、甘草与升麻、羌活、防风、川芎等同用。另外，孙思邈之“夏月常服五味子”之法，对李杲有很大启发。例如，《脾胃论·脾胃虚弱随时为病随病制方》云：“若亡津液，汗大泄，湿令亢甚，则清肃之气亡，燥金受囚，风木无可以制，故风湿相搏，骨节烦疼，一身尽痛，亢则害，承乃制是也。孙思邈云：五月常服五味子，是泻丙火，补庚大肠，益五脏之元气。”

李杲对于钱乙的理论与诊治方法也颇多继承，在继承《小儿药证直诀》理法方药内容的同时，对其方剂应用及施治方法等又有发挥与改进，提出了自己的观点和意见。如《兰室秘藏·小儿门》云：“阎孝忠编集钱氏方，以益黄补土，误矣。其药有丁香，辛热助火，火旺土愈虚矣。青橘皮泻肺金，丁香辛热，大泻肺与大肠，脾实当泻子，今脾胃虚，反更泻子而助火，重虚其土，杀人无疑矣……如寒水来乘脾土，其病呕吐腹痛，泻痢青白，益黄散圣药也。”李杲认为，钱乙的益黄散，不是用来直接补益脾胃治疗脾胃虚弱的方剂，应该是用来治疗寒水乘脾的方剂。李杲对于钱乙的四时用药之法也有所继承。如《脾胃论·脾胃将理法》云：“夫诸病四时用药之法，不问所病，或温或凉，或热或寒。如春时有疾，于所用药内加清凉风药；夏月有疾，加大寒之药；秋月有疾，加温气药；冬月有疾，加大热药，是不绝生化之源也。钱仲阳医小儿，深得此理。”因此，在临床运用中，屡以钱乙之方为据。如以钱氏七味白术散治胃中元气虚少、不能食而大渴者，以及久痢后虚热而渴等。

（三）师承于张元素

李杲之学术，最直接的渊源就是师承，即洁古老人张元素。李杲之学术，几乎都是从张元素的学术思想基础上发展而来的。

李杲的脾胃理论，是在张元素脏腑辨证理论的基础上发展而来。张元素的脏腑辨证学说，在《内经》《中藏经》《备急千金要方》及《小儿药证直诀》的基础上有所发展。张元素在其脏腑辨证理论中，已经比较重视脾胃的作用。如《医学启源·五脏六腑除心包络十一经脉证法》云：“胃者，人之根本，胃气壮，则五脏六腑皆壮……胃气绝，五日死。”值得提出的是，在脏腑寒热虚实辨证中，只提到“胃气绝，五日死”和“肾气绝，则不尽天命而死矣”，对其他脏腑均未论及。张元素在脾之寒热虚实辨证之后，特别指出“临病之时，切要（明）察脉证，然后投药，此脾脏虚实寒热生死逆顺脉证之法也”（《医学启源·五脏六腑除心包络十一经脉证法》）。李杲继承其观点，于《脾胃论·脾胃虚实传变论》中说：“历观诸篇而参考之，则元气之充足，皆由脾胃之气无所伤，而后能滋养元气；若胃气之本弱，饮食自倍，则脾胃之气既伤，而元气亦不能充，而诸病之所由生也。”

中药归经学说，是中药药性理论的重要组成部分。张元素在《伤寒论》六经分证的基础上，首创药物归经理论，在《珍珠囊》中最早提出中药归经的说法，明确使用六经表述，如“防风，太阳经本药”“羌活，太阳风药”“柴胡，少阳、厥阴行经药也”“麻黄，入手太阴”等。在《医学启源》中，张元素对药性理论和遣药组方进行了更深入的探讨，多用分经表述药物归属，如“苦参，足少阴肾经之君药”“蔓荆子，治太阳头痛”“秦艽，去手足阳明经下牙痛、口疮毒及除本经风湿”等。但其著作中论药较少。正如李时珍所说：“惜乎止论百品，未及遍评。”（《本草纲目·历代诸家本草》）李杲继承了先师的药学理论，其六经用药理论对后世产生了很深的影响。如《兰室秘藏·头痛门》指出：“凡头痛皆以风药治之者，总其大体而言之也……然亦有三阴三阳之异。”提出“太阳头痛，恶风脉浮紧，川芎、羌活、独活、麻黄之类为主；少阳经头痛，脉弦细，往来寒热，柴胡为主；阳明头痛，自汗，发热，恶寒，脉浮缓长实者，升麻、葛根、石膏、白芷为主；太阴头痛，必有痰……苍术、半夏、南星为主；少阴经头痛，三阴、三阳经不流行，而足寒气逆，为寒厥，其脉沉细，麻黄、附子、细辛为主。”

张元素指出，“治病必先岁气，无伐天和”，随四时加减用药。其根据《素问·四气调神大论》“春夏养阳，秋冬养阴”之义，而推之于用药。如

《医学启源·随症治病用药》云："春加防风、升麻，夏加黄芩、知母、白芍，秋加泽泻、茯苓，冬加桂、桂枝。"李杲继承其法，在《脾胃论》卷中专列"随时加减用药法"一文，如"夏月宜少加酒洗黄柏大苦寒之味，冬月宜加吴茱萸大辛苦热之药以从权，乃随时用气，以泄浊气之不降也"。

在方剂方面，张元素阐发养胃气之理时说"安谷则昌，绝谷则亡，水去则荣散，谷消则卫亡荣散，卫亡神无所依"（《医学启源·用药升降沉浮补泻法》），并自制枳术丸。枳术丸系以《金匮要略》枳术汤化裁而成，而张元素将其改为丸剂，白术用量重于枳实，以养胃气为主。此方又给李杲很大启悟。明·赵献可云："谓洁古枳术一方，启东垣末年之悟，补中益气，自此始也。"（《医贯·后天要论》）赵献可认为，枳术丸是李杲创制补中益气汤的基础。

（四）借鉴河间学派

李杲虽为易水学派的代表人物之一，但是并未仅局限于一家之学术，同时也借鉴其他学派，对于同为金元医学名家的刘完素也颇多学习。李杲虽极力救正庸医滥用寒凉之弊，辨析内伤外感之别，但也受到刘完素火热论的一定影响。刘完素谈六气化火，李杲讲阴火；在用药上，刘完素以火热立论，多用寒凉药物；李杲虽斥责庸医不明医理过用寒凉，但其用甘温药时也常用甘寒泄热，方中也常有寒凉之品。李杲治中风，尽管从气虚立论，而对于风中血脉之证，则认为"亦有贼风袭虚伤之者也"，肯定亦有外风因素。如《医学发明》对于风中血脉之证，即运用小续命汤加减治之。丁光迪认为，就其内容而言，几乎百分之九十承袭刘河间《保命集》的理论，从善如流并未囿于学派之限；尚有《医学发明》一书，编写体例以《内经》论点为纲领，阐发其义，缀以方药，亦很似模仿《宣明论方》。另外，河间学派对运气学说的倡导，对李杲也有影响。如《脾胃论·气运衰旺图说》中，以五运六气与脏腑相应，并指出其易出现的病机及对应治疗药物。其曰："湿、胃、化；热、小肠、长；风、胆、生，皆陷下不足，先补，则黄芪、人参、甘草、当归身、柴胡、升麻，乃辛甘发散，以助春夏生长之用也。"

李杲学术之渊源，最直接的是受其师张元素"脏腑虚实用药"的影响，更深层次的是由于其对《内经》的深刻研究，又接受《难经》等其他经典理论，同时学习和汲取张仲景、孙思邈、钱乙、刘完素等各医家理论。正如《脾胃论·〈内经〉、仲景所说脾胃》中所说："著论处方已详矣，然恐或者不知其源，而无所考据，复以《黄帝内经》、仲景所说脾胃列于左。"李杲还专门写了一篇《医学之源》载于《医学发明》中，文中指出："医者必须先读《内经》《本草》，辨施之于用。有余者损之，不足者补之，治而平之，务得其中，无误也，得其要者，一言而终，其斯之谓欤。"

二、学术特点

李杲在学术上有诸多创新，作为补土派的创始人，对于中医理论有诸多贡献。李杲的学术特点体现在脾胃论、阴火论、内外伤辨惑论等。

（一）脾胃论

1. 脾胃为生化之源

李杲之学说受《内经》影响很大，其重视脾胃，强调脾胃为气血生化之源。脾胃理论在《内经》中早已有之，有比较详细的论述。李杲整理《内经》脾胃理论并加以发挥，其代表著作如《脾胃论》《内外伤辨惑论》《兰室秘藏》等书中，也是引《内经》经文为理论之基础。

李杲将《内经》中有关脾胃的论述，加以系统整理和具体阐述。如《脾胃论·脾胃虚实传变论》直引《素问·五脏别论》"胃、大肠、小肠、三焦、膀胱，此五者，天气之所生也。其气象天，故泻而不藏，此受五脏浊气，名曰传化之腑，此不能久留，输泻者也”。“所谓五脏者，藏精气而不泻也，故满而不能实；六腑者，传化物而不藏，故实而不能满。所以然者，水谷入口，则胃实而肠虚；食下，则肠实而胃虚，故曰实而不满，满而不实也。”亦引《素问·阴阳应象大论》“谷气通于脾……六经为川，肠胃为海，九窍为水注之气”。《内经》以上两篇，指出胃为六腑之一，泻而不藏，收纳水谷；而脾为五脏之一，藏而不泻。水谷之气通于脾，以脾藏谷气，故脾胃主水谷之运化。

李杲还在《脾胃论·饮食劳倦所伤始为热中论》中说：“……所著《内外经》悉言人以胃气为本，盖人受水谷之气以生……”《脾胃论·脾胃虚实传变论》对《内经》理论发挥时云：“阴精所奉，谓脾胃既和，谷气上升，春夏令行，故其人寿。阳精所降，谓脾胃不和，谷气下流，收藏令行，病从脾胃生者也。”李杲引用并发挥《内经》上述理论，强调人受水谷之气以生，脾胃主水谷之运化，则为气血生化之源；人以胃气为本，脾胃和则阴精以升而人健康多寿；脾胃不和则阳精以降而人多病而夭，故疾病多从脾胃出。

李杲引《素问·经脉别论》“食气入胃，散精于肝，淫气于筋。食气入胃，浊气归心，淫精于脉。脉气流经，经气归于肺，肺朝百脉，输精于皮毛。毛脉合精，行气于腑，腑精神明，留于四脏。气归于权衡，权衡以平，气口成寸，以决死生”。“饮入于胃，游溢精气，上输于脾。脾气散精，上归于肺，通调水道，下输膀胱。水精四布，五经并行，合于四时五脏阴阳，揆度以为常也”。以此论述脾胃对饮食之气的作用。饮食进入胃中，经过脾的运化作用，散布一部分精气到肝，由肝输送到濡养全身的筋脉；又经过脾的运化，把水谷精气输送到心，由心脏输送于脉，由脉流入经，全身气血会归于肺，肺汇合百脉，散布到体表以润泽皮肤毛发；脉与精气相结合，则流注精气于六腑，六腑之精气又达于心、脾、肝、肾四脏。五脏藏精气而不泻，六腑传化物而不藏，使得机体之气血阴阳保持相对平衡。这种平衡的生命状态，必然反映到两手之“气口”上来。气口在寸，虽然可以诊断肺气的强弱，而肺气的强弱决定于脾胃的盛衰，故可以据此判断患者的死生。而进入胃中的水液，布散水谷之精气于脾；经过脾的运化上滋于肺。肺为津液布化的上源，肺气清肃下降，肾中“五液”上承，就能通过通调水道的作用将津液送达膀胱，水津四布于周身，并行于五脏之经脉。上述过程，适应春、夏、秋、冬四时之变及五脏阴阳的活动规律。食物进入胃中，要经过一系列的气化作用，脾胃在精气运化中的作用至关重要。精气运于脾、散于肝、归于心、输于肺、充皮肤、流百脉等功能，都是脾禀气于胃而营运气血的生命活动，都需要通过“输精于脾”才能营养全身，故称脾胃为气血生化之源。

在引用《内经》脾胃理论的基础上，李杲进一步强调气血津液之根源在于脾胃。饮食水谷靠胃的受纳和脾的运化功能，转输于心肺，化而为气血，以营养周身。如《脾胃论·脾胃胜衰论》所云:“夫饮食入胃，阳气上行，津液与气，入于心，贯于肺，充实皮毛，散于百脉。脾禀气于胃，而灌溉四旁，荣养气血者也。”尤其是在《兰室秘藏·妇人门·经漏不止有二论》中，更明确地指出“脾胃为血气阴阳之根蒂”。

李杲认为，脾与胃在对水谷精微的转化过程中，有脾运、胃纳功能之不同。这种不同，是由脏腑的阴阳属性决定的。脾胃在五行分属中为土，按脏腑之阴阳划分则脏属阴而腑属阳，故胃为阳土而脾为阴土。因此，李杲认为“胃者阳土也，主动而不息”。正是由于胃的运动，才能使水谷精微得以入纳、腐熟而上输于脾；“脾者阴土也，至阴之气主静而不动”，脾是通过气化功能完成对已腐熟之“五谷”的“熏蒸”，使之化为精微，从而发挥生化之源的作用。虽然脾与胃各自发挥着不同的作用，但又是相互依赖而不可分割的。一方面，“胃不能独行津液”“脾为胃行其津液，磨胃中之谷，主五味也”；另一方面，“脾为至阴，受胃之阳气能上升水谷之气于肺，上充皮毛，散于四脏”，“脾受胃禀，乃能熏蒸腐熟五谷者也”。在脾与胃的相辅相成、相互依赖的关系中，李杲将胃置于主导地位，而脾居于辅助地位，“脾禀命于胃”。这一观点是《内经》及金元以前的医著中所未见的，也是李杲深入研究脾胃之所悟。

2. 脾胃为元气之本

李杲认为，脾胃与元气有密切的关系。元气，又名原气、真气。《内经》中无元气之名，称之为气或真气。《灵枢·刺节真邪》云：“真气者，所受于天，与谷气并而充身者也。”真气即元气，秉承于先天，与后天之水谷精气充养身体。元气是人体生命活动的原动力，是维持人体生命活动的最基本物质。元气根源于肾，由先天之精所化生，并赖后天之精充养而成。元气具有推动人体生长、发育，温煦和激发脏腑、经络、形体、官窍的作用。《金匮要略·脏腑经络先后病脉证》指出：“五脏元真通畅，人即安和。”所以，元气充沛，各脏腑、经络、形体、官窍的功能活动就旺盛，机体强健而少病。反之，元气的温煦和激发作用低下时，其功能活动就不能得到正常发挥而产生种种病变。元气的存亡即生命的存亡。

李杲承袭《内经》及张仲景的观点，重视元气。如《脾胃论·脾胃虚则九窍不通论》所言：“真气又名元气，乃先身生之精气也，非胃气不能滋之。胃气者，谷气也，荣气也，运气也，生气也，清气也，卫气也，阳气也。”论述元气即真气，为先天之精气，依赖后天胃气之滋养。胃气为后天之本，故水谷之气为胃运化水谷而生，胃气运化水谷而滋生人体之气，故营气、卫气、清气、阳气等皆为胃气之所化。《内外伤辨惑论·辨阴证阳证》又云：“夫元气、谷气、营气、卫气，生发诸阳之气。此数者，皆饮食入胃上行，胃气之异名，其实一也。”此言胃气即是水谷之气。水谷入胃，变化精微，行于经入于脉，水津四布，五精并行，就表现为营气、卫气、清气、阳气等。因此，李杲在《脾胃论·脾胃虚实传变论》中说："元气之充足，皆由脾胃之气无所伤，而后能滋养元气。"反之，"脾胃之气既伤，而元气也不能充，而诸病之由生也"。由此可以看出，李杲认为脾胃是元气之本，脾胃之气充足，对于元气的充盛至关重要。

李杲秉承张元素之学说，在其脏腑辨证理论的启示下，特别阐发《素问·太阴阳明论》"土者生万物"的理论。其在《医学发明·本草十剂》中说："形气者，有无之象也。以大言之，具天地两仪者也。以小言之，则人之阴阳，气血也。以之养生，则莫重于斯。以天地物类论之，则形者，坤土也，人之脾胃也，乃生长万物也。"脾胃在五行本属土，李杲在此强调脾胃可代表人身之形，类于坤土之作用。坤土具有承载化育万物之特性，则脾胃在人体中亦有这样的作用。这个作用，是作为元气之本的基础，其理论也是阐述脾胃为元气之本的基础。脾胃为元气之本，元气是健康之本；脾胃健则元气盛，元气盛则病无所生。

3. 脾胃为升降枢纽

李杲认为脾胃为气机升降之枢纽，其理论承袭于《周易》与《内经》。气机之升降出入，为自然界与人体运动规律的归纳，自然界的事物不停地按照一定规律运动变化，中国传统文化对此早有认识，自《周易》就有体现其变化规律之意，其中十二消息卦等体现大自然一年十二月的变化，其变化主要与阴阳及气的运动变化有关。中医理论吸收并发展了传统文化的思想，指出自然界的一切事物都在时刻运动着，"成败倚伏生乎动"（《素问·六微旨大论》）；运动的形式，主要表现为升降浮沉的变化。如一年四季，春夏地气升浮而万物生长，并由萌芽而繁茂；秋冬天气沉降而杀藏，万物逐渐凋亡；四季之气惟长夏土气居于中央为之枢纽。如同自然界之气机变化一样，人体的运动变化也是由气之运动变化推动的；人之有生命力的存在，也正是由于气机的不同运动变化。早在《内经》中就已经吸收发展了气的理论，指出人体的各种生理运动都是由气机变化所推动和组成的，其主要的运动变化规律为升降出入。《素问·六微旨大论》指出："非出入，则无以生长壮老已；非升降，则无以生长化收藏。"

李杲接受并发扬了《内经》的"升降出入"理论。在《脾胃论·天地阴阳生杀之理在升降浮沉之间论》和《脾胃论·阴阳升降论》中，对"升降出入"理论有比较详细的论述。

李杲以自然界中气的运动变化说明人体之变化。《脾胃论》秉承张元素学说，以春升、夏浮、秋降、冬沉和阴阳体用关系为理论依据，在《脾胃论·天地阴阳生杀之理在升降浮沉之间论》中，先引《素问·阴阳应象论》所言"天以阳生阴长，地以阳杀阴藏"，进而指出，一年四时之中，以春为岁首，正月建寅，天地由寒转温，"少阳之气始于泉下，引阴升而在天地人之上，即天之分，百谷草木皆甲坼于此时也。至立夏少阴之火炽于太虚，则草木盛茂，垂枝布叶，乃阳之用，阴之体，此所谓天以阳生阴长"。在上半年的时候，春为少阳生发，而夏为少阴而生长，为天气主之，气之运动以升浮为主。至于秋冬之际，秋为太阴之运，"初自天而下逐，阴降而彻地，则金振燥令，风厉霜飞，品物咸殒，其枝独在，若乎毫毛。至冬则少阴之气复伏于泉下，水冰地坼，万类周密。阴之用，阳之体也，此所谓地以阳杀阴藏"。下半年，地气主之以沉降为主。"至于春气温和，夏气暑热，秋气清凉，冬气冷冽，此则正气之序也"。春夏秋冬季节的变化，正体现气运行的规律。关于气运行的规律，李杲总结说："升已而降，降已而升，如环无端"，即"运化万物，其实一气也"。李杲基于"天人相应"之理，阐述"万物之中，人一也，呼吸升降，效象天地，准绳阴阳"。人体的生命活动也与天地自然之变化类似，也遵循着气机之升降出入、阴阳体用等规律。其中，人体精气升降变化的枢纽和关键在于脾胃。大自然一年之气的升降中，惟长夏土气居于中央，为四时变化升降的枢纽。以人体而言，脾胃本身即上输精于心肺以行春夏生长之令，下输膀胱转味而出则又行秋冬收藏之令。因此，人身精气之升降运动全赖脾胃，因脾胃居中以为枢纽。《脾胃论·天地阴阳生杀之理在升降浮沉之间论》云："盖胃为水谷之海，饮食入胃，而精气先输脾归肺，上行春夏之令，以滋养周身，乃清气为天者也；升已而下输膀胱，行冬秋之令，为传化糟粕，转味而出，乃浊阴为地者也。"总之，脾胃健运，升则上输心肺，降则下归肝肾，才能维持"清阳""浊阴"的正常升降运动。《脾胃论·阴阳升降论》中，以《周易》中"两仪生四象，乃天地气交，八卦是也"，即天地阴阳之气的升降交通而产生万物之论为理论依据，基于天人相应的观念，阐述了人体由脾胃所化生的营养精微在人体内的升降出入运动；指出"在人则清浊之气皆从脾胃出，荣气荣养周身，乃水谷之气味化之也"。此言人体之气皆为水谷之气产生，其所出为脾胃，其中有清浊之气，各自运行。李杲在《脾胃论·阴阳升降论》中又云："清阳为天，清中清者，清肺以助天真，清阳出上窍；清中浊者，荣华腠理；清阳发腠理，清阳实四肢。浊阴为地，浊中清者营养于神，浊阴出下窍；浊中浊者，坚骨强髓；浊阴走五脏，浊阴归六腑。"此论主要阐述脾胃化生的精微之气的运行。而脾胃在其升降运行中，发挥了重要作用。如《脾胃论·脾胃虚则九窍不通论》云："胃者，行清气而上，即地之阳气也，积阳成天，曰清阳出上窍，曰清阳实四肢，曰清阳发腠理者也。"

在脾胃的升降作用中，为脾升而胃降。其中，李杲更重视的是升的功能。其一，继承《内经》重视阳气的生长与升发之论。《素问·四气调神大论》云："天气，清净光明者也，藏德不止，故不下也。天明则日月不明，邪害空窍，阳气者闭塞，地气者冒明……"《素问·生气通天论》云："阳气者若天与日，失其所则折寿而不彰，故天运当以日光明。是故阳因而上，卫外者也。"因此，《脾胃论·脾胃虚则九窍不通论》云："脾胃合和，谷气上升，行春夏生长之令，阳气得以舒伸。脾胃不和，谷气下流，清阳下陷，收藏令行，则失生长之气，阳气郁闭不伸。”又根据《素问·五常政大论》“阴精所奉其人寿，阳精所降其人夭”的理论，指出阴精之升方可无病而寿。李杲认为，只有谷气上升，脾气升发，元气才能充沛，生机才能活跃，阴火才能潜藏。与此相反，若谷气不升，脾气下流，元气将会匮乏和消沉，生机难以旺盛，此时阴火即可因之上冲而产生各种病证。另外，也由于当时正值战乱动荡之时，患者多有劳倦、情志紧张等原因，进而导致脾阳不足，中气下行的病变。当时医者往往以为是外感所致，发表之余常常妄加攻下，李杲因此而救正其偏，多强调升发脾胃之气，在治疗时常用升麻、柴胡之类药物。

4. 脾胃的重要作用

在李杲的《脾胃论》中，还论述了脾胃与人体各部的关系。《脾胃论》实则囊括对人体及其生命活动的整体认识，重在阐明脾胃在人体生命活动中的重要作用，以及脾胃与气血、脏腑、经脉、五官九窍之间密不可分的关系。

第一，脾胃为气血生化之源。在水谷精微的吸收和气化过程中，脾胃起到主要的作用，气血津液之根源在于脾胃。李杲在《脾胃论·脾胃虚实传变论》中引用《素问·经脉别论》之“食气入胃，散精于肝，淫气于筋。食气入胃，浊气归心，淫精于脉。脉气流经，经气归于肺，肺朝百脉，输精于皮毛。毛脉合精，行气于腑，腑精神明，留于四脏。气归于权衡，权衡以平，气口成寸，以决死生。饮入于胃，游溢精气，上输于脾。脾气散精，上归于肺，通调水道，下输膀胱。水精四布，五经并行，合于四时五脏阴阳，揆度以为常也”。以此强调脾胃在其中的作用。饮食水谷靠胃的受纳和脾的运化功能，转输于心肺，化而为气血，以营养周身。李杲阐释说:“夫饮食入胃，阳气上行，津液与气入于心，贯于肺，充实皮毛，散于百脉。脾禀气于胃，而浇灌四旁，营养气血者也。”《兰室秘藏·妇人门·经漏不止有二论》亦云："脾为血气阴阳之根蒂。"李杲认为，元气非胃气不能滋。《内外伤辨惑论·辨阴证阳证》云："夫元气、谷气、荣气、清气、卫气、生发诸阳上升之气，此六者，皆饮食入胃，谷气上行，胃气之异名，其实一也。"即谷气、营气、卫气、少阳生发之气等，皆是胃气之异名。《灵枢·邪客》云："营气者，泌其津液，注之于脉，化以为血，以荣四末，内注五脏六腑，以应刻数焉。"此为李杲论脾胃与血液关系的理论依据。《脾胃论·脾胃虚则九窍不通论》中，论及了脾胃与血液、七神、百脉之关系。其曰："津液至中宫变化为血也。脉者，血之府也。血亡则七神何依？百脉皆从此中变来也。"

第二，脾胃主五脏。李杲继承《内经》的脏腑理论以五行分五脏，以五脏为人体各系统的中心。其在《脾胃论·胃虚脏腑经络皆无所受气而俱病论》中云："五脏外有所主，内无所受，谓无所受盛，而外主皮毛、血脉、肌肉、筋骨及各空窍是也。"其秉承五脏相关理论，谓脏腑之间生克制化而相关，而其中脾胃为五脏之中枢。对于脾胃与脏腑之间的关系，李杲主要以"所至而不至""所胜妄行，所生受病"等加以总结。正如《脾胃论·阴阳寿夭论》所云："脾主五脏之气。"在五脏的滋养上，李杲认为，五脏禀受于六腑，而六腑滋养之源，仍在于脾胃。其重视胆、大小肠与胃之间的关系。在六腑中，小肠也有赖于胃气之功能。其曰："丙小肠，热也，主长养周身之阳气，亦皆禀气于胃。"大小肠与脾之间是从属的关系。如《脾胃论》中列"大肠小肠皆属于胃胃虚则俱病论"专篇，指出人体其他四脏，都为脾胃之气所濡养。如《脾胃论·胃虚脏腑经络皆无所受气而俱病论》云："若胃气一虚，脾无禀受，则四脏及经络皆病焉。况脾全借胃土平和，则有所受而生荣，周身四脏皆旺，十二神守职，皮毛固密，筋骨柔和，九窍通利，外邪不能侮也。"

第三，脾胃为十二经脉之化源。李杲指出"胃为十二经之海，十二经皆禀血气，滋养于身。”又云:“足阳明为十二经之海，主经营之气，诸经皆禀之”(《脾胃论·脾胃胜衰论》)。所以，“胃者，十二经之源，水谷之海也，平则万化安，病则万化危”(《脾胃论·脾胃虚则九窍不通论》)。“胃虚则五脏、六腑、十二经、十五络、四肢，皆不得营运之气，而百病生焉，岂一端能尽之乎”(《脾胃论·大肠小肠五脏皆属于胃胃虚则俱病论》)。其引用《灵枢·本输》中“大肠、小肠皆属于胃，是足阳明经也”之论，强调《黄帝针经》云：手阳明大肠、手太阳小肠皆属足阳明胃”(《脾胃论·大肠小肠五脏皆属于胃胃虚则俱病论》)。其理论主要有两个方面：其一，“小肠之穴在巨虚上廉，大肠之穴在巨虚下廉，此二穴皆在足阳明胃三里穴之下也”。其二，“大肠主津，小肠主液，大肠小肠受胃之营气，乃能行津液于上焦，灌溉皮毛，充实腠理，若饮食不节，胃气不及，大肠小肠无所禀受，故津液涸竭焉”(《脾胃论·大肠小肠五脏皆属于胃胃虚则俱病论》)。

第四，脾胃与九窍关系密切。九窍，是人体内脏相通于体表的孔窍。《素问·生气通天论》基于天人相应的观念，提出“天地之间，六合之内，其气九州九窍、五脏、十二节，皆通乎天气”的说法。对于九窍，前人有五官七窍加前后二阴为九窍之说，也有认为是鼻、口、舌、喉、耳、眼等头面诸窍。李杲在其著作中提道:“五脏之气，上通九窍。”既为上通，则当属取第二种说法，即九窍指头面诸窍。李杲认为，九窍与脾胃的联系密切。胃可以上行清气于九窍，即“胃者，行清气而上，即地之阳气也，积阳成天，曰清阳出上窍”(《脾胃论·脾胃虚则九窍不通论》);“且饮食入胃，先行阳道，而阳气升浮也。浮者，阳气散满皮毛；升者，充塞头顶，则九窍通利也”(《脾胃论·脾胃胜衰论》)。另外，“五脏之气，上通九窍。五脏禀受气于六腑，六腑受气于胃”(《脾胃论·脾胃虚实传变论》)，即九窍间接受气于胃，乃能通利。九窍通利是胃上行清阳，或五脏借胃气平和而升浮清阳的结果。

同时，李杲引用《素问·阴阳应象大论》“谷气通于脾……六经为川，肠胃为海，九窍为水注之气”为理论依据，在这段引文中省去原文“谷气通于脾”之后的“雨气通于肾”一句，来体现脾胃的重要性，虽为断章取义，不过金元医家也往往以《内经》中文字为自己观点之佐证，类似六经注我之做法不足为奇。

李杲在九窍之中，最重视的就是目。《元史·列传九十·方技·李杲》记载李杲“其学于伤寒、痈疽、眼目病为尤长”，可见其对眼目的重视程度。在《兰室秘藏·眼耳鼻门》中，有“诸脉皆属于目论”“内障眼论”，故其弟子罗天益在整理《东垣试效方》时，将眼门列为九窍之首。李杲引《素问·五脏生成》“诸脉者皆属于目……肝受血而能视，以及《素问·大惑论》“五脏六腑之精气，皆上注于目而为之精”，并阐释说：“目者，五脏六腑之精，荣卫魂魄之所常营也，神气之所主也。”此强调目与五脏六腑的关系和目的重要性。脏腑与目的关系，最重要的就是脾胃，即“夫五脏六腑之精气皆禀受于脾，上贯于目”，若脾胃有损则目为之不明。“脾者，诸阴之首也。目者，血脉之宗也，故脾虚则五脏之精气皆失所司，不能归明于目矣”（《兰室秘藏·眼耳鼻门·诸脉皆属于目论》）。此外，李杲还提到目为心之使，心主之血可以濡养眼目，“心者，君火也，主人之神”（《兰室秘藏·眼耳鼻门·诸脉皆属于目论》），其所主之神表现于目，心之包络“主百脉皆荣于目”。

九窍之中，与脾胃关系最为密切的就是口。脾开窍于口，口中的喉、舌、齿等在结构上相连，在功能上共同受纳食物，与脾胃受纳运化水谷精气的功能直接相关。另外，齿的上下齿龈与脾胃也相关。“上龈隶于坤土，乃足阳明之脉贯络也，止而不动；下龈嚼物，动而不休，手阳明大肠之脉所贯络也。手阳明恶寒饮而喜热，足阳明喜寒饮而恶热”（《兰室秘藏·口齿咽喉门·口齿论》)。

其他官窍，如耳、鼻等与脾胃无直接相关之处，但都与不同的脏腑相关。《脾胃论·五脏之气交变论》云："盖九窍之用，皆禀长生为近……耳者，通天气，肾之窍也，乃肾之体，而为肺之用。盖肺长生于子，子乃肾之舍而肺居其中，而能听声音也。"耳主要与肾与肺相关，鼻则与三焦、肺、心等脏器相关。"三焦之窍，开于喉，出于鼻"。"鼻乃肺之窍，其体也……其闻香臭者，用也"。"西方白色，入通于肺，开窍于鼻，藏精于肺，夫十二经脉，三百六十五络，其气血皆上于面而走空窍……其宗气上出于鼻而为臭"。"心主五臭而舍于鼻，鼻为心之所用，而闻香臭也。鼻藏气于心肺，故主百脉而行阳道"。脾胃为气血生化之源，既濡养脏腑，又濡养耳与鼻。

5. 脾胃内伤之病因

脾胃为生化之源、元气之本、气机升降之枢纽。因此，脾胃受伤则百病由此而生。在发病机理上，李杲认为，脾胃（主要是胃）起着主导作用，"诸病从脾胃而生"(《脾胃论·脾胃虚实传变论》)。《脾胃论·脾胃胜衰论》云"饮食不节则胃病，胃病则气短精神少……胃既病，则脾无所禀受……故亦从而为病焉"，甚至有"大肠小肠五脏皆属于胃胃虚则俱病论""胃虚脏腑经络皆无所受气而俱病论"及"胃虚元气不足诸病所生论"等专篇，阐释脾胃内伤则"或下泄而久不能升，是有秋冬而无春夏，乃生长之用陷于殒杀之气，而百病皆起，或久升而不降，亦病焉"。李杲在《内外伤辨惑论·辨阴证阳证》中说："既脾胃有伤，则中气不足；中气不足，则六腑阳气皆绝于外。故经言五脏之气已绝于外者，是六腑之元气病也。气伤脏乃病，脏病则形乃应，是五脏六腑真气皆不足也。惟阴火独旺，上乘阳分，故荣卫失守，诸病生焉。其中变化，皆由中气不足，乃能生发耳。后有脾胃以受劳役之疾，饮食又复失节，耽病日久，事息心安，饱食太甚，病乃大作。”脾胃受伤则中气不足，中气不足则六腑之阳气受损，致六腑之元气为之而伤，元气受损五脏则病，以至于五脏六腑皆病。同时只有阴火独胜，营气卫气都失守，各种疾病才由此产生。总之，李杲强调全身各脏腑中胃最为重要，病与不病，元气强与弱的关键都在于胃。假使脾胃受到损伤，就会引起脏腑、经络、九窍等一系列的病机变化。

（1）饮食不节，损伤脾胃

在《内经》之中，就有关于饮食不节损伤脾胃的理论。《素问·阴阳应象大论》云：“水谷之寒热，感则害于六腑。”《素问·痹论》云：“饮食自倍，肠胃乃伤。”《内经》此类论述，成为后世医家论饮食内伤病因病机及临床诊治相关病变的理论基础。李杲秉承《内经》脾胃理论加以阐释。如《脾胃论·脾胃虚实传变论》云：“故夫饮食失节，寒温不适，脾胃乃伤。”《脾胃论·脾胃胜衰论》云：“夫饮食不节则胃病，胃病则气短精神少而生大热，有时而显火上行，独燎其面。《黄帝针经》云：面热者，足阳明病。胃既病，则脾无所禀受，脾为死阴，不主时也，故亦从而病焉。”饮食失节会导致脾胃损伤，脾胃内伤则元气不足，精神短少而心火独盛；心火就是阴火，火与元气不两立，一胜则一负。脾胃气虚则下流于肾，阴火得以乘其土位则生大热；壮火食气则气短，火盛伤阴则阴血不足，阴血无以养心则精神少，阴火上冲则显火上行而独燎其面。根据《黄帝针经》之论，面部发热是足阳明的疾病，足阳明就是胃经，胃伤则脾受损而患病。在饮食不节方面，李杲强调饮食所伤，胃先受损，随之会引起脾的病变。因而，饮食所伤则脾胃皆病。如《脾胃论·饮食伤脾论》云：“夫脾者，行胃津液，磨胃中之谷，主五味也。胃既伤，则饮食不化，口不知味，四肢倦困，心腹痞满，兀兀欲吐而恶食，或为飧泄，或为肠澼，此胃伤脾亦伤明矣。”

李杲将饮食之伤细分为饮伤与食伤。饮伤之证，多由于饮水、饮酒、饮乳酪过量所致。胃内蓄水，脾阳失运，就会引起水气凌心，出现胸满、胃胀、心悸、吐水、咳喘、呕逆、肠鸣、尿少等。李杲认为，伤饮，属于无形之气，治宜发汗利小便以导其湿，如用五苓散利尿，服后多饮开水以助汗。李杲在《兰室秘藏·饮食劳倦门·饮食所伤论》中指出："饮者水也，无形之气也。因而大饮则气逆，形寒饮冷则伤肺，病则为喘咳，为肿满，为水泻。轻则当发汗利小便，使上下分消其湿，解醒汤、五苓散、生姜、半夏、枳实、白术之类是也。如重而蓄积为满者，芫花、大戟、甘遂、牵牛之属利下之，此其治法也。"饮伤，当治以发汗、利小便，上下分消其湿，腰以上肿，发汗则愈；腰以下肿，当利小便。五苓散治因心烦口渴、饮水过多，影响脾胃消化功能所致证候。此饮伤之证，虽然表现出烦热、口渴等上焦症状，同时具有烦渴饮水过多，或水入即吐，心中淡淡，停湿在内，小便不利等症，是肠胃不运化水湿，水饮停蓄在肠胃间，水液运化障碍所致。因此，出现上焦烦渴与下焦尿量短少并见的证候。五苓散不但能治水停不化的里证，而且能治兼有水停不化的表证，关键在于利小便。小便利则水湿化，水湿化则津液升。"服后多饮热汤，汗出即愈"。五苓散出自东汉张仲景《伤寒论》，原用本方治疗太阳表邪未解，内传太阳之腑，以致膀胱气化不利，遂成太阳经腑同病之蓄水证，李杲以之疗饮伤，可见其善于运用张仲景治法，而又不拘泥于张仲景方。

"形寒饮冷则伤肺"，指感寒而又饮冷，饮冷伤肺，病则上逆为咳嗽，为呕水，为肿胀，为泄泻等，均属水气为病，亦属伤饮证。李杲治身热咳逆属表有水气者，用小青龙汤加芫花；治咳嗽、胁痛，里有水气者，用十枣汤，亦是张仲景方中的逐水之剂。如冷饮牛羊乳酪所伤，则利湿和中温阳，方用除湿散。

食伤是有形之物伤害肠胃。食伤的原因有过饥过饱所伤，有过热过冷所伤，有不按时进食所伤，有为生冷不洁食物所伤，有为坚硬难于消化的食物所伤，有因煎炒炙脂燥热太过所伤等。初起时，往往是胃先受病，久之可以转化为脾病。李杲在《脾胃论·饮食伤脾论》中指出:“夫脾者，行胃津液，磨胃中之谷，主五味也。胃既伤，则饮食不化，口不知味，四肢倦困，心腹痞满，兀兀欲吐而恶食，或为飧泄，或为肠澼，此胃伤脾亦伤明矣……伤食者，有形之物也。轻则消化，或损其谷，此最为妙也，重则方可吐下。”伤食轻症用消导法，药如六曲、麦芽、山楂、杏仁、莱菔子、鸡内金之类，同时节制饮食。饮食所伤，除“轻则消化或损其谷”以外，重则方可用吐下。食积在胃以上，可用吐法；食积在胃以下，可用下法。如果伤食重症，胃脘疼痛，胸满痞胀，嗳腐恶心，宜用吐法，即“因其高而越之”，以宣胃中之滞塞。李杲在《内外伤辨惑论·辨脉》中指出，食伤主要伤及太阴和厥阴。此所言太阴，包括手太阴肺、足太阴脾。如《内外伤辨惑论·重明木郁则达之之理》云:“或曰：食盛填塞于胸中，为之窒塞也，令吐以去其所伤之物，物去则安。胸中者，太阴肺之分野；木郁者，遏于厥阴肝木于下，故以吐伸之，以舒畅阳和风木之气也，此吐乃泻出太阴之塞。”食物填塞胸中，肺金之气不得舒伸，克伐厥阴肝木，使肝木之气郁遏于下，故予瓜蒂散吐之，吐去胸中填塞之物，肝木之气得以舒畅，则郁结去。若腹中坚实而疼痛拒按，便秘，则当用“中满者泻之于内”的治则，以下法泻之。当食积日久，脾胃久伤，脾胃运化无力，饮食停滞，出现腹胀痞满，呕恶欲吐，飧泄肠澼等，此时脾胃已伤而又有食积，李杲首用枳术丸解决食伤有余与脾胃不足的矛盾。方中用“枳实味苦寒，泄心下痞闷，消化胃中所伤”。更主要的是，“以白术苦甘温，其甘温补脾胃之元气，其苦味除胃中之湿热，利腰膝间血，故先补脾胃之弱，过于枳实克化之药一倍”。此方之主旨“是先补其虚，而后化其所伤”，令峻利消食之药，不至于因峻利而损伤脾胃。在此方用药原则的基础上，李杲又创制了一系列的相关方剂，治疗“饮食自倍，肠胃乃伤”的病证，即食积与脾胃元气不足并见的病证。如橘皮枳术丸，“治老幼元气虚弱，饮食不消，脏腑不调，心下痞闷”。三黄枳术丸“治伤肉湿面辛辣味厚之物，填塞闷乱不快”。半夏枳术丸“治因冷物内伤”。曲蘖枳术丸“治为人所勉劝强食之，致心腹满闷不快”。木香干姜枳术丸“破除寒滞气，消寒饮食”，此方健脾燥湿、温中行气，用于治疗寒凝食滞证。木香枳术丸“破滞气，消饮食，开胃进食”。

对于寒热不同性质的伤食证，李杲施治亦不同。如《兰室秘藏·饮食劳倦门·饮食所伤论》云:“如伤寒物者，半夏、神曲、干姜、三棱、广术、巴豆之类主之；如伤热物者，枳实、白术、青皮、陈皮、麦蘖、黄连、大黄之类主之。”对于寒热错杂之证，则分其寒热多少治之。如《兰室秘藏·饮食劳倦门·饮食所伤论》云:“且如先食热物而不伤，继之以寒物，因后食致前食亦不消化而伤者，当问热食寒食孰多孰少，斟酌与药，无不当矣。喻如伤热物二分，寒物一分，则当用寒药二分，热药一分，相合而与之，则荣卫之气必得周流。”总之，对于伤食之证，要“诊其脉候，伤在何脏，方可与对病之药”，还要考虑寒热等。前者言先食热，后食冷而伤者，还有其他“或先饮酒，而后伤寒冷之食，及伤热食，冷水与冰，如此不等”。李杲认为，“皆当验其节次所伤之物，酌量寒热之剂分数”，在此基础上“各各对证而与之，无不取验”。

在治疗饮食损伤脾胃病证时，在用药方面，李杲十分注意固护元气。用吐法时，必须通过诊察确定属于食塞胃脘或胸中窒塞之证，才可用吐法以宣胸阳。如因脾胃久虚，浊气在上而痞塞，则不可妄用吐法。如见上气壅滞，大便虚软，应以姜、桔之属宣通气滞；大便不通，当利小便，吐药则所当禁。李杲用吐法不主张妄用瓜蒂散，若能以物探吐出所伤之食物即可。攻下所用的药物巴豆、牵牛都是伤害元气的药物，应用时当戒慎使用，不可误用而损伤元气。李杲论禁用牵牛五点时说:“其牵牛之辛辣猛烈，夺人尤甚，饮食所伤，肠胃受邪，当以苦味泄其肠胃可也，肺与元气何罪之有？夫牵牛不可用者有五，此其一也。况胃主血，为物所伤，物者，有形之物也，皆是血病，血病泻气，此其二也。且饮食伤于中焦，止合克化，消导其食，重泻上焦肺中已虚之气，此其三也。食伤肠胃，当塞因塞用，又寒因寒用，枳实、大黄苦寒之物，以泄有形是也，反以辛辣牵牛散泻真气，犯大禁四也。殊不知《针经》第一卷第一篇有云，外来客邪，风寒伤人五脏，若误泻胃气，必死，误补亦死。其死也，无气以动，故静。若内伤脾胃，而反泻五脏，必死，误补亦死。其死也，阴气有余，故躁。今内伤肠胃，是谓六腑不足之病，反泻上焦虚无肺气；肺者，五脏之一数也，为牵牛之类朝损暮损，其元气消耗，此乃暗里折人寿数，犯大禁五也。”（《内外伤辨惑论·辨内伤饮食用药所宜所禁》）其反对使用牵牛，因其性味峻烈，大伤肺气，即使需要用下法，只宜枳实、大黄之类导泻有形积滞即可，不必妄投峻剂以损真元之气。在用药之时，尤其不可过量而损伤脾胃元气。在《兰室秘藏·饮食劳倦门·饮食所伤论》中，李杲明确指出：“然而不可过剂，过剂则反伤肠胃。盖先因饮食自伤，又加之以药过，故肠胃复伤而气不能化，食愈难消矣，渐至羸困。”

饮酒所伤是属于饮伤之一种。长期饮酒对身体的伤害比较大，与一般饮水及饮牛羊乳之伤不同，故李杲著《内外伤辨惑论·论酒客病》和《脾胃论·饮酒过伤》加以论述。李杲指出：“夫酒者，大热有毒，气味俱阳，乃无形之物也。”又云：“况亦损肾水，真阴及有形阴血俱为不足，如此则阴血愈虚，真水愈弱，阳毒之热大旺，反增其阴火，是谓元气消亡。”此外，如长期过度饮酒，必伤脾胃；脾胃受损则生湿生痰，出现湿热伤形与伤气的表现，导致“呕吐痰逆，心神烦乱，胸膈痞塞，手足战摇，饮食减少，小便不利”（《脾胃论·论饮酒过伤》）；甚则伤神，或狂乱奔走，或鼾睡昏迷，或心神恍惚，呈现“七神无依”的神志病态。

对于饮酒所伤，李杲认为，“止当发散，汗出则愈矣，此最妙法也；其次莫如利小便。二者乃上下分消其湿”。若医生让伤酒的患者服酒癥丸之类大热之药以导泻肠胃，或用牵牛、大黄辛利苦寒之药以攻下者，都是错误的治法，因为伤酒是无形之元气受病，应该治以轻清。今用药反攻其肠胃之有形邪气，则伤阴血，此实属误治。况且因酒性大热已伤元气，反用泻药使元气更加受伤，则阴火随生。同时，泻甚伤阴则损及肾水，又助阴火炽盛。这种治法，使阴血愈虚，肾脏的真水愈涸，阳毒之热大旺，形成阴火上乘之证。“壮火食气”，致元气日益消耗，成为“虚损”之重病。李杲用葛花解酲汤以治其病，以葛花解酒为主，佐白豆蔻、砂仁辛香化浊，六曲消食，佐青皮、陈皮、木香快气宽中，二苓、泽泻利尿渗湿，参、术、干生姜健脾和胃以止呕。服后取汗，使内清外解，上下分消。此方系不得已而用之，切不可以此解酲而饮酒无度。因为此方气味辛辣，身体强壮，偶因大醉者可服此解酒，否则同样会伤及元气而致病。

（2）劳倦过度，损伤脾胃

《素问·调经论》云：“阴虚生内热奈何？岐伯曰：有所劳倦，形气衰少，谷气不盛，上焦不行，下脘不通，胃气热，热气熏胸中，故内热。”《素问·举痛论》云：“劳则气耗……劳则喘息汗出，内外皆越，故气耗矣。”李杲据此发挥并深入阐述劳倦损伤脾胃的理论。如《脾胃论·脾胃胜衰论》云：“形体劳役则脾病，病脾则怠惰嗜卧，四肢不收，大便泄泻；脾既病，则其胃不能独行津液，故亦从而病焉。”脾病之后，胃不能独行津液，病亦及于胃，则脾胃皆病。因此，饮食劳倦，一先伤胃，一先伤脾，最终是脾胃皆病。此即《脾胃论·脾胃胜衰论》所说：“胃乃脾之刚，脾乃胃之柔，表里之谓也。饮食不节，则胃先病，脾无所禀而后病；劳倦则脾先病，不能为胃行气而后病。其所生病之先后虽异，所受邪则一也。”

李杲认为，过度的劳役则损伤津液，耗损元气；津液、元气亏虚则阴火上行，阴火上行则损伤脾土；因脾主肌肉、四肢，故可能出现“困热，无气以动，懒于语言，动则喘乏，表热自汗，心烦不安”等表现。劳倦伤脾胃之证的治疗，应当是“当病之时，宜安心静坐以养其气，以甘寒泻其热火，以酸味收其散气，以甘温补其中气，经言劳者温之，损者温之者是也”（《兰室秘藏·饮食劳倦门·劳倦所伤论》），也就是首先要安定心神，静坐以恢复元气。在用药治疗方面，根据《素问·至真要大论》“劳者温之”“损者温之”的治疗原则，“甘温补其中气”。

（3）七情过极，损伤脾胃

李杲引《素问·灵兰秘典论》“心者，君主之官也，神明出焉”，指出“凡怒、忿、悲、思、恐惧，皆损元气”，强调心主神明，故七情变化皆从心而出；七情化火，心主火热，火生土，心火与脾土是相生的母子关系。因此，心火旺则火延脾土。也正是由于心火与脾胃的特殊关系，在脾胃内伤病的致病因素中，七情的影响非常重要。如《脾胃论·饮食劳倦所伤始为热中论》云：“喜、怒、忧、恐，损耗元气。既脾胃气衰，元气不足，而心火独盛。”又云：“夫阴火之炽盛，由心生凝滞，七情不安故也。心脉者神之舍，心君不宁，化而为火，火者七神之贼也。故曰火阴太盛，经营之气不能颐养于神，乃脉病也。神无所养，津液不行，不能生血脉也。心之神，真气之别名也。得血则生，血生则脉旺。脉者神之舍，若心生凝滞，七神离形，而脉中惟有火矣。”（《脾胃论·安养心神调治脾胃论》）此言火乱于心，则七神不安、精神紊乱、烦躁愤怒、眩晕失眠、怔忡惊悸。“心主身之血脉”，阴火上干于心，营卫运行失常，精气不能正常输布于脏腑、经络。“心之神，真气之别名也”。人身之气，名异而实同，一身之气，皆赖水谷滋养充盈。因此，胃气乃诸气充盛的根源，“真气又名元气，乃先身生之精气也，非胃气不能滋之”（《脾胃论·脾胃虚则九窍不通论》）。心之神也是真气的别名，也是胃气所生，依赖胃气的滋养。“脉者神之舍，若心生凝滞，七神离形，而脉中惟有火矣”。心生凝滞，则脉中有火，即是心神不宁所导致的元气虚损，为内伤病的病因之一。“因喜怒化恐，损耗元气，资助心火，火与元气不两立，火胜则乘其土位，此所以病也”。另外，情志因素往往为其他致病因素的先导。《脾胃论·阴病治阳阳病治阴》云：“皆先由喜、怒、悲、忧、恐，为五贼所伤，而后胃气不行，劳役饮食不节继之。”因而，相关的治疗与调养，都应充分重视情志的调节，即“善治斯疾者，惟在调和脾胃，使心无凝滞，或生欢忻，或逢喜事，或天气暄和，居温和之处，或食滋味，或眼前见欲爱事，则慧然如无病矣。盖胃中元气得舒伸故也”（《脾胃论·安养心神调治脾胃论》）。

（4）外感六淫，损伤脾胃

脾胃之病变，除上文所论之饮食、劳倦、情志因素以外，往往还有外感之邪所导致者。如《脾胃论·脾胃损在调饮食适寒温》曰：“肠胃为市，无物不包，无物不入，若风、寒、暑、湿、燥，一气偏胜，亦能伤脾损胃。”此文中还论及因风冷之邪侵袭胃而致病者，如其所云：“风冷乘虚入客肠胃，水谷不化，泄泻注下，腹胁虚满。”《内外伤辨惑论·暑伤胃气论》中，有感受暑湿之邪致脾胃病的论述，即“时当长夏，湿热大胜，蒸蒸而炽。人感之多四肢困倦，精神短少，懒于动作，胸满气促，肢节沉痛；或气高而喘，身热而烦，心下膨痞，小便黄而少，大便溏而频，或痢出黄糜，或如泔色；或渴或不渴，不思饮食，自汗体重”。

六淫为外感疾病的主要病因，而李杲则强调六淫与内伤疾病的关系，偏重论述在临床上有因饮食、劳倦等导致脾胃内伤而元气受损者，亦有受风、寒、暑、湿、燥、火六淫之邪侵袭而发病的情况。

6. 脾胃内伤的病机

（1）气血生化不足

《素问·经脉别论》云：“饮入于胃，游溢精气，上输于脾。脾气散精，上归于肺，通调水道，下输膀胱。”《脾胃论·脾胃胜衰论》阐释说：“夫饮食入胃，阳气上行，津液与气，入于心，贯于肺，充实皮毛，散于百脉。脾察气于胃，而浇灌四旁，荣养气血者也。”又在《兰室秘藏·妇人门·经漏不止有二论》中更明确地指出：“脾为血气阴阳之根蒂。”若脾胃受损，则会出现一系列气血生化不足的表现。李杲认为，饮食、劳倦损伤脾胃，在病机上各有侧重：饮食重在伤胃，而后及脾；劳倦重在伤脾，而后及胃。其曰：“夫饮食不节则胃病，胃病则气短精神少而生大热，有时而显，火上行独燎其面。《黄帝针经》云：面热者，足阳明病。胃既病，则脾无所禀受。脾为死阴，不主时也，故亦从而病焉。”又曰：“形体劳役则脾病，病脾则怠惰嗜卧，四肢不收，大便泄泻。脾既病，则其胃不能独行津液，故亦从而病焉。”（《脾胃论·脾胃胜衰论》）但无论先病脾或先病胃，最终必然导致脾胃俱病，而为气血生化之不足。

（2）气机升降失常

人身精气的升降运动全赖脾胃，因脾胃居中以为枢纽。李杲在《脾胃论·天地阴阳生杀之理在升降浮沉之间论》中说：“盖胃为水谷之海，饮食入胃，而精气先输脾归肺，上行春夏之令，以滋养周身，乃清气为天者也；升已而下输膀胱，行冬秋之令，为传化糟粕，转味而出，乃浊阴为地者也。”脾胃居于中焦，是精气升降运动的枢纽，脾升胃降，升则上输于心肺，降则下归于肝肾，因而只有脾胃健运，才能维持“清阳出上窍，浊阴出下窍；清阳发腠理，浊阴走五脏；清阳实四肢，浊阴归六腑”的正常升降运动。如果脾胃气虚，脾不升而胃不降，致使升降失常，则内而五脏六腑，外而四肢九窍，都会发生种种病证。脾胃为气机升降的枢纽，若脾胃受到损伤，将出现两种不同的升降失常的病变，李杲指出：“损伤脾，真气下溜，或下泄而久不能升，是有秋冬而无春夏，乃生长之用陷于殒杀之气，而百病皆起；或久升而不降，亦病焉。”（《脾胃论·天地阴阳生杀之理在升降浮沉之间论》）脾胃清阳之气不升而下流，则阴火上乘，不仅乘脾，还可以乘肺，甚则上灼脑髓，影响清窍，出现头昏耳鸣，九窍不利，眼目口鼻等疾病，九窍病证均与升降失常有关，亦即“脾胃既为阴火所乘，谷气闭塞下流，即清气不升，九窍为之不利”。脾胃不足，则元气不能升举，而又有陷下之证。如中虚气陷，气化不行，则见或渴，或小便闭涩，赤黄而少等；或中气虚弱，不能升举，则见久泻久痢、脱肛不收等。关于脾胃之升降功能，李杲多重视其“升”的功能，故在阐述疾病时，多涉及下陷的疾病，不过对气逆也有论述。

（3）火与气不两立

李杲指出，脾胃内伤之病的表现，在于元气与火的关系失调。其曰：“火之与气，势不两立，故《内经》曰：壮火食气，气食少火，少火生气，壮火散气。”（《兰室秘藏·眼耳鼻门·内障眼论》）正常状态下，元气旺则阴火不升，而阴火敛藏，又可化生元气，即“气食少火，少火生气”，从而发挥正常的生理功能。反之，若脾胃受损则阴火炽盛，而见相关多种病证。《脾胃论·饮食劳倦所伤始为热中论》云：“若饮食失节，寒温不适，则脾胃乃伤。喜、怒、忧、恐，损耗元气。既脾胃气衰，元气不足，而心火独盛。心火者，阴火也。起于下焦，其系系于心。心不主令，相火代之。相火，下焦胞络之火，元气之贼也。火与元气不两立，一胜则一负，脾胃气虚，则下流于肾，阴火得以乘其土位，故脾证始得，则气高而喘，身热而烦，则其脉洪大而头痛；或渴不止，其皮肤不任风寒，而生寒热。盖阴火上冲，则气高喘而烦热，为头痛，为渴，而脉洪；脾胃之气下流，使谷气不得升浮，是春生之令不行，则无阳以护其荣卫，则不任风寒，乃生寒热。此皆脾胃之气不足所致也。”李杲在此文中提出“火与元气不两立，一胜则一负”及“相火为元气之贼”的著名论断，阐明了火盛则气虚、气盛则火衰的辨证关系，故而将阴火称之为“元气之贼”。七情内伤及劳役所伤，使脾胃损伤，导致元气虚弱，阴火上炽。上述病变的结果：一方面脾胃气虚，元气不足；一方面火盛于内，波及心肾。而阴火越炽，则更损伤元气；元气愈虚，则更不能制约阴火，导致阴火更盛，形成了恶性循环状态。而此种病变，在临床上则一方面表现为元气不足，一方面表现为热象丛生，即气虚与火旺的病证同时出现，故在治疗上，以“益元气”为主，元气旺则阴火降。

（4）内伤热中

李杲“内伤热中”的理论，源于《内经》。《脾胃论·饮食劳倦始为热中论》中引用《素问·调经论》，阐述了内伤热中的病变过程。其云：“有所劳倦，形气衰少，谷气不盛，上焦不行，下脘不通，胃气热，热气熏胸中，故内热。”说明由于脾伤失健运导致清气不升，浊气不降，故而胃降浊失司，浊气留滞，而反上逆熏于胸中，于是郁而生热。因该火热由内伤而来，即脾胃所伤造成的本虚标实之火。其为饮食劳倦、七情过极等所致之内伤发热。如《脾胃论·饮食劳倦所伤始为热中论》云：“若饮食失节，寒温不适，则脾胃乃伤。喜、怒、忧、恐，损耗元气。既脾胃气衰，元气不足，而心火独盛。”饮食、劳倦、七情等损伤脾胃，致元气不足，“火与元气不两立，一胜则一负，脾胃气虚，则下流于肾，阴火得以乘其土位”，出现“气高喘而烦热，为头痛，为渴，而脉洪”等热证。内伤热中虽出现类似外感热证的发热表现，但同时具有脾胃内伤的症状，如头晕、气短、肢倦乏力、纳差、嗜卧、便溏、身重、脉缓，甚至浮肿等，属脾虚气陷，或清窍失养，或湿浊不化所致。内伤热中证的主要病机是脾胃气虚，李杲在治疗此证时采用甘温除大热的原则，即补其中、升其阳、泻其火的治疗大法，方用补中益气汤、升阳散火汤、补脾胃泻阴火升阳汤等。

（二）阴火论

“阴火”的概念，在李杲的著作中虽未列专篇讨论，但散见于《内外伤辨惑论》《脾胃论》《兰室秘藏》等书中，为李杲脾胃学说的主要病机之一，后世总结而为阴火学说。“阴火”之概念为李杲首创，如《医经溯洄集》所云：“名为阴火者，其东垣始欤。”

1. 阴火学说的学术源流

关于李杲“阴火”理论之来源，一般认为渊源于《素问》“阴虚生内热”的理论。《素问·调经论》云：“有所劳倦，形气衰少，谷气不盛，上焦不行，下脘不通，胃气热，热气熏胸中，故内热。”此论中所言“胃气热，热气熏胸中”之“内热”，是劳倦导致“形气衰少，谷气不盛，上焦不行，下脘不通”。以此为理论基础，《内外伤辨惑论·饮食劳倦论》云：“苟饮食失节，寒温不适，则脾胃乃伤；喜怒忧恐，劳役过度，而损耗元气。既脾胃虚衰，元气不足，而心火独盛。心火者，阴火也，起于下焦，其系系于心，心不主令，相火代之。相火，下焦包络之火，元气之贼也。火与元气不能两立，一胜则一负。”此说也是对《素问·阴阳应象大论》“壮火之气衰，少火之气壮，壮火食气，气食少火，壮火散气，少火生气”的深刻理解。同时，《兰室秘藏·饮食劳倦门·劳倦所伤论》云：“调经论篇云：阴虚生内热。岐伯曰：有所劳倦，形气衰少，谷气不盛，上焦不行，下脘不通，而胃气热，热气熏胸中，故内热。举痛论云：劳则气耗。劳则喘且汗出，内外皆越，故气耗矣。夫喜怒不节，起居不时，有所劳伤，皆损其气，气衰则火旺，火旺则乘其脾土。”此外，《伤寒论》《诸病源候论》《三因极一病证方论》等，均论及内伤发热的证治，但皆论之不详。直至金代，李杲才对此有了进一步认识和发挥，明确提出“阴火”学说。总之，论“阴火”时，均认为其溯源于《内经》，而详述于李杲。

对于李杲的“阴火”学说，要基于其著作中的论述加以理解。《脾胃论》《内外伤辨惑论》《兰室秘藏》《医学发明》4 部著作中，据统计共有 40 多处提到“阴火”，明确指出“阴火”为心火者 2 处，为肾火者 5 处，为脾火者 3 处，为胃火者 1 处，为肝火者 1 处，为肺火者 1 处，为经脉之火者 6

处，为五志化火者 2 处，为实火者 1 处，为虚火者 6 处。

对于肾之阴火，在李杲著作中论述最多。如《内外伤辨惑论·辨劳役受病表虚不作表实治之》云："或因劳役动作，肾间阴火沸腾，事闲之际，或于阴凉处解脱衣裳，更有新沐浴，于背阴处坐卧，其阴火下行，还归肾间，皮肤腠理极虚于阳，但风来为寒凉所遏，表虚不任风寒。"《脾胃论·调中益气汤》云："如时显热燥，是下元阴火蒸蒸发也。"《脾胃论·胃虚脏腑经络皆无所受气而俱病论》云："膀胱主寒，肾为阴火，二者俱弱，润泽之气不行。"

对心之阴火的论述，如《内外伤辨惑论·饮食劳倦论》云："既脾胃虚衰，元气不足，而心火独盛。心火者，阴火也，起于下焦，其系系于心，心不主令，相火代之；相火，下焦包络之火，元气之贼也。火与元气不能两立，一胜则一负。脾胃气虚则下流于肾肝，阴火得以乘其土位。"《脾胃论·安养心神调治脾胃论》云："《灵兰秘典论》云：'心者，君主之官，神明出焉。'凡怒、忿、悲、思、恐惧，皆损元气，夫阴火炽盛，由心生凝滞，七情不安故也。心脉者，神之舍；心君不宁，化而为火；火者，七神之贼也。故曰：阴火太盛，经营之气不能颐养于神，乃脉病也……善治斯疾者，惟在调和脾胃，使心无凝滞。"

其他如论脾之阴火，指出"脾为劳倦所伤，劳则气耗，而心火炽动，血脉沸腾，则血病；而阳气不治，阴火乃独炎上，而走于空窍，以至燎于周身，反用热药以燥脾胃，则谬之谬也"(《脾胃论·补脾胃泻火升阳汤》)。论肝之阴火，《兰室秘藏·妇人门》云："肝经阴火上溢走于标，故上壅而目中溜火。"《脾胃论·脾胃胜衰论》云："所胜妄行者，言心火旺，能令母实，母者肝木也，肝木旺，则夹火势，无所畏惧而妄行也，故脾胃先受之。"论肺之阴火，《脾胃论·脾胃胜衰论》云："所生受病者，言肺受土、火、木之邪，而清肃之气伤。"

还有论经脉中阴火，《兰室秘藏·妇人门·半产误用寒凉之药论》云："如经脉中阴火乘其阳分，火动于中，为麻木也，当兼去其阴火则愈矣。"

就阴火之成因而言，主要有三个方面，即饮食失节、劳役过度、七情所伤。如《脾胃论·脾胃虚实传变论》云："饮食失节，寒温不适，脾胃乃伤。此因喜、怒、忧、恐，损耗元气，资助心火。火与元气不两立，火胜则乘其土位，此所以病也。"《脾胃论·安养心神调治脾胃论》云："夫阴火炽盛，由心生凝滞，七情不安故也。"《脾胃论·阴病治阳阳病治阴》云："饮食失节，及劳役形质，阴火乘于坤土之中，皆先由喜、怒、悲、忧、恐为五贼所伤，而后胃气不行，劳役、饮食不节继之，则元气乃伤。"此外，《脾胃论·阴阳升降论》云："人之不避大寒伤形，大热伤气，四时节候变更之异气，及饮食失节，妄作劳役，心生好恶，皆令元气不行，气化为火，乃失生夭折之由耳。"可见，除饮食失节、劳倦过度、情志不遂之外，气候失常亦为阴火之成因，如大寒伤形、大热伤气，皆可能损伤脾胃致元气不行而生阴火。

阴火之基本病机，是脾胃受损，元气不足。因元气与火不两立，一胜则一负。另外，脾胃受损，升降失常，也是其核心病机。其他相关病机还有脏腑相关之病机、气血不足所致阴火之病机、外感邪气的病机等。

2. 元气不足，气火失调

气火失调，可以说是李杲阴火学说论病机的主旨。所论其他病机，基本是建立在气火失调基础之上的。其中"气"指元气，"火"即阴火、邪火、贼火、下焦离位之火。李杲之内伤脾胃学说认为，"夫元气、谷气、荣气、清气、卫气、生发诸阳上升之气，此六者，皆饮食入胃，谷气上行，胃气之异名，其实一也"（《内外伤辨惑论·辨阴证阳证》）。脾胃为元气之本，脾胃虚损则元气等一身正气皆会因之不足而百病丛生，正所谓"脾胃之气既伤，而元气亦不能充，而诸病之所由生也"（《脾胃论·脾胃虚实传变论》)。李杲又根据《素问·阴阳应象大论》“壮火之气衰，少火之气壮，壮火食气，气食少火，壮火散气，少火生气”的理论，指出元气不足时，阴火则亢盛；若元气充沛，阴火自可潜降。其曰：“既脾胃虚衰，元气不足，而心火独盛。”此心火不是指君主之火，而是指下焦离位之火，故其曰：“心火者，阴火也。起于下焦，其系系于心。心不主令，相火代之。相火，下焦包络之火，元气之贼也。”(《内外伤辨惑论·饮食劳倦论》)此即脾胃气虚，脾虚不受令，心火至而不去，下焦相火起而代之，离位之火即为阴火、贼火、邪火、壮火，阴火炽盛而有诸证。李杲认为，“火与元气不两立，一胜则一负”，即元气愈虚，则阴火愈炽。在治疗上，李杲创立了名方补中益气汤，以甘温除热。

3. 脾胃受损，升降失常

脾胃为人体气机升降的枢纽，如《脾胃论·天地阴阳生杀之理在升降浮沉之间论》云：“盖胃为水谷之海，饮食入胃，而精气先输脾归肺，上行春夏之令，以滋养周身，乃清气为天者也；升已而下输膀胱，行冬秋之令，为传化糟粕，转味而出，乃浊阴为地者也。”脾胃居于中焦，是精气升降运动的枢纽，脾升胃降，升则上输于心肺，降则下归于肝肾，因而只有脾胃健运，才能维持“清阳出上窍，浊阴出下窍；清阳发腠理，浊阴走五脏；清阳实四肢，浊阴归六腑”的正常升降运动，若脾胃受损则必致气机升降失常。若“脾胃气虚，则下流于肾肝，阴火得以乘其土位”。脾胃气虚，肾间阴火上乘土位而炽盛。脾胃气虚，谷气下流，湿浊流于下焦肝肾；肝肾中之火，分别为木中之火、水中之火，乃龙雷之火，其性得湿而焰，遇水而燔；今龙雷之火为湿所扰，必升腾上乘土位而阴火炽盛。此言脾胃受损，升降失常，湿浊侵犯肝肾，可致阴火上冲，故有“作蒸蒸而燥热，上彻头顶，旁彻皮毛”的临床表现。其主要病机为脾胃受损，升降失常。升降之失常主要是指脾升清的不足，升之不足，则脾胃之气下降，脾气下降最易导致元气下流，则可见“谷气闭塞而下流”，水谷不化精气而成湿浊；元气下流于肾，使“阴火得以乘其土位”，火邪乘之而生大热；“脾胃既虚，不能升浮，为阴火伤其生发之气，营血大亏”，心无所养，“清浊相干，乱于胸中，使周身气血逆行而乱”（《脾胃论·长夏湿热胃困尤甚用清暑益气汤论》）。在治疗上，李杲自拟升阳散火汤、清暑益气汤，以升脾气、散阴火为其主要治法。针对升脾阳与降阴火的关系，李杲更强调生长和升发的一面，认为谷气上升，脾气升发，元气才能充沛，生机才能活跃，阴火才会戢敛潜藏。与此相反，若谷气不升，脾气下流，元气将会亏乏和消沉，阴火就会升腾。

4. 脏腑之阴火病机

关于肾之阴火，李杲曰：“已伤元气，而复重泻之，况亦损肾水，真阴及有形阴血俱为不足，如此则阴血愈虚，真水愈弱，阳毒之热大旺，反增其阴火，是谓元气消亡，七神何依，折人长命。不然，则虚损之病成矣。”（《兰室秘藏·酒客病论》）此说源于脾胃为后天之本，先天之肾依赖于脾胃后天之本的滋养，故脾胃受损，无以生化气血，气血不足，则肾精生化乏源，以致肾失滋养，从而产生阴火。

关于肝之阴火，李杲认为肝主疏泄，其疏可使气的运行通而不滞，其泄可使气散而不郁。肝的疏泄功能正常与否，影响全身气机的疏通条达，也是影响脾升胃降的重要因素。因此，肝经受病，阴火上壅的病机不可忽视。其一，湿浊下流，侵犯肝经，使肝失疏泄，产生阴火，以致“目中溜火，视物䀮䀮然无所见……此病皆寒湿乘其胞内，故喜干而恶湿；肝经阴火上溢走于标，故上壅而目中溜火”（《兰室秘藏·妇人门》）。其二，“肾水侵肝而上溢，致目䀮䀮而无所见；齿恶热饮者，是少阴阳明经中伏火也”（《兰室秘藏·妇人门》）。李杲指出，此证“治法当大泻寒湿，以丸药（固真丸）治之”。还强调说：“经云：肾肝之病同一治，为俱在下焦，非风药行经则不可，乃受客邪之湿热也，宜升举发散以除之。”因此，李杲治以升阳胜湿、疏肝散肝之法，方用“补益肾肝丸，治目中流火，视物昏花，耳聋耳鸣，困倦乏力，寝汗恶风，行步不正，两足欹侧，卧而多惊，脚膝无力，腰以下消瘦”者。

关于脾之阴火，李杲指出脾之阴火的病机为脾气郁结，郁而化火。因脾位居于中焦，与胃相表里，脾的功能是运化和升清，且脾主运化一身之气。饮食不节、情志不畅、劳倦所伤，以及肺病日久等，都可致脾气郁结，运行不畅，以及脾不升清，从而产生“阴火”。李杲曰：“此说人之不避大寒伤形，大热伤气，四时节候变更之异气，及饮食失节，妄作劳役，心生好恶，皆令元气不行，气化为火，乃失生夭折之由耳。”（《脾胃论·阴阳升降论》）也有后世学者谈李杲“阴火”病机时，因脾胃为后天之本，故将狭义之元气解释为脾气。而元气不足，脾气运行不畅就会使脾气郁滞，气郁而化火，从而“阴火上冲”。李杲在论遣方用药时，仍强调此病机的重要性。如《兰室秘藏·杂病门》中论运用火郁汤“治五心烦热”时指出：“是火郁于地中。四肢者，脾土也，心火下陷于脾土之中，郁而不得伸，故经云：‘火郁则发之’。”并且，脾胃虚损而不化精微可成内湿，内湿可化热乃至蕴而成火。李杲曰：“是热也，非表伤寒邪，皮毛间发热也。乃肾间受脾胃下流之湿气，闭塞其下。”（《内外伤辨惑论·辨寒热》）其表现为“致阴火上冲，作蒸蒸而燥热。上彻头顶，旁彻皮毛，浑身燥热，作须待袒衣露居，近寒凉处即已，或热极而汗出亦解”。此证治疗，李杲主用风药治疗“阴火”。因诸风药皆能胜湿，是治阴火的又一特色。此外，因酒易助湿，对于酒后产生的阴火证，运用葛花解酲汤上下分消其湿。其次，李杲还运用麻黄复煎散治疗风湿热导致的阴火证；运用补气升阳和中汤，升阳助气和血，微泻阴火与湿。由此可知，李杲强调因体内湿邪作祟，致使阴火而生多种病证。

5. 阴阳气血之病机

首先，阴火的气血病机为阴血不足，阴火炽盛。脾胃虚损，元气不足，无以化生阴血；阴血不足，阴火炽盛，是李杲所论阴火证的又一病机。李杲在《内外伤辨惑论》《脾胃论》《兰室秘藏》中，就此病机都有阐述。首先，《内外伤辨惑论·饮食劳倦论》云："脾胃气虚，不能升浮，为阴火伤其生发之气，荣血大亏，荣气不营，阴火炽盛。"说明阴血不足则阴火炽盛，阴火炽盛则阴血愈不足。对此类阴火证的治疗，李杲论述甚多。如以当归补血汤"治肌热，燥热，困渴引饮，目赤面红，昼夜不息。其脉洪大而虚，重按全无者"。其云："《内经》曰：脉虚血虚。又云：血虚发热，证象白虎，惟脉不长实为辨耳，误服白虎汤必死。此病得之于肌困劳役。"并进一步指出"血实则身凉，血虚则身热。此以饥饱劳役伤其阴血，虚阳独盛，故肌热烦渴……此证得之内伤，血虚发热，脉洪大而无力"，故其治不用白虎汤而以上方滋阴养血。如以黄芪人参汤加味治疗"大便涩滞，隔一二日不见者，至食少，食不下，血少，血中伏火而不得润也"。此大便涩滞乃阴血不足，血中伏火不得润所致。

其次，阳气不足，致生阴火。阳气不足致生阴火的病机，需从阳气不升和失于温煦两方面而论。首先，阳主升发，若阳气不足，无以升发，则易形成阴火。如李杲曰："皆阴火有余，阳气不足，伏匿于地中者。血，荣也，当从阴引阳，先于地中升举阳气，次泻阴火，乃导气同精之法。"又曰："脾胃虚则怠惰嗜卧，四肢不收，口干舌干，饮食无味，洒淅恶寒，乃阳气不伸故也，当升阳益气。"（《内外伤辨惑论·肺之脾胃虚方》）对此，汪昂加以解释曰："阳受气于胸中。经曰：阳气者，若天与日。清阳失位，则浊阴上干。脾虚不运，而怠惰嗜卧也。口苦舌干，阴火上炎也。不嗜食，不知味，胃气虚衰也。洒淅恶寒，阳虚也。"（《医方集解·升阳益胃汤》）因而，李杲以升阳益胃汤益气升阳，治疗阳气不足，无以升发，致生阴火的病证。此外，对于“饮食损胃，劳倦伤脾，湿热相合，阳气日以虚，阳气虚则不能上升，而脾胃之气下流，并于肾肝，是有秋冬而无春夏”者，治以补脾胃泻阴火升阳汤；还运用交泰丸，“升阳气，泻阴火，调荣气，进饮食，助精神，宽腹胁，除怠惰嗜卧，四肢沉困不收”；运用升阳举经汤，以温之、举之、升之、浮之、燥之。其次，阳气具有气化生热，温煦人体的作用，如清·何梦瑶在《医碥·气》中所说：“阳气者，温暖之气也。”若阳气不足，失于温煦，则影响脾胃运化、肝之疏泄，以及人体气血津液的正常输布与运行，也可产生阴火。

6. 脾胃内伤，外邪乘虚而入

脾胃虚损，元气不足，则卫气也随之而虚，清阳无以发腠理、顾护皮毛，此时邪气易乘虚而入。正所谓“正气存内，邪不可干”。因此，脾胃内伤，外邪乘虚而入，为李杲“阴火”的又一病机。其中，卫气是行于脉外之气，主要由水谷之精气化生，有护卫肌表、抗御外邪等功能，故《素问·痹论》称“卫者，水谷之悍气也”。《内外伤辨惑论·辨寒热》云：“当内虚而伤之者，燥热也。或因口吸风寒之气，郁其阴火，使咽膈不通，其吸入之气欲入，为膈上冲脉之火所拒……表虚之弱，为阴火所乘，燥发须臾而过，其表虚无阳，不任风寒复见矣。是表虚无阳，常常有之，其燥热则间而有之，此二者不齐，燥作寒已，寒作燥已，非如外伤之寒热齐作，无有间断也。”又如，《兰室秘藏·衄血吐血门》云：“一贫者有前证，以前药投之愈，继而至冬天，居旷室中，卧大热炕，而吐血数次，再来求治。料此病久虚弱，附脐有形，而有火热在内，上气不足，阳气外虚，当补表之阳气，泻其里之虚热，是其法也。冬天居旷室，衣盖单薄，是重虚其阳，表有大寒，壅遏里热，火邪不得舒伸，故血出于口。忆仲景《伤寒论》中一证，太阳伤寒，当以麻黄汤发汗，而不与之，遂成衄，却与麻黄汤立愈，此法相同，予遂用之。”此案例，李杲以麻黄汤治之。其中谈到由内虚所致之证应与外伤之寒热鉴别，表虚应与表实鉴别。后世医家也有论述，如赵献可在《医贯·后天要论》中云："东垣深痛其害，创立此方，以为邪之所凑，其气必虚。内伤者多，外感者间有之。纵有外邪，亦是乘虚而入，但补其中、益其气，而邪自退。"以此说明脾胃内伤，外邪乘虚而入，是李杲阴火学说的又一病机。

关于阴火，李杲在理论上多有论述，但后世医家众说纷纭，莫衷一是。

最早对李杲阴火及火与元气不两立学说进行评论的，是元代的朱丹溪。朱丹溪认为，相火有生理、病机之分，而病机状态下的相火即为阴火。其云："或曰相火，天人所同，何以东垣以元气之贼？又曰火与元气不两立，一胜则一负？曰：……相火易起，五性厥阳之火相扇，则妄动矣。火起于妄，变化莫测，无时不有，煎熬真阴。阴虚则病，阴绝则死……相火之气，经以火言之。盖表其暴悍酷烈，有甚于君火者也，故曰相火元气之贼。"（《格致余论·相火论》）由此可见，朱丹溪将阴火理解为病机之相火。其学生戴元礼，更进一步阐明了朱丹溪的观点。如《金匮钩玄》云："捍卫冲和不息之谓气，扰乱妄动变常之谓火。"朱丹溪、戴元礼的观点，与李杲以元气为生理，以阴火为病机的观点是基本吻合的。但在内涵上略有不同，朱丹溪、戴元礼所谓"火"，倾向于刘河间"五志过极则化火"的观点。张景岳则误解了朱丹溪的本意，以朱丹溪否认李杲阴火学说为由，提出了反驳之说。他认为，李杲所云阴火与相火不可混为一谈。其云："君相之火，正气也，蓄为元气。"又云："凡火之贼伤人火，非君相之真火。无论在内在外，皆邪火耳。邪火可以言贼，相火不可言贼也。"李时珍对阴火却有独到见解，他将"阴火"与"阳火"相对，认为"火者五行之一……五行皆一，惟火有二，二者阴火、阳火也。其纲凡三，其目凡十有二"（《本草纲目·火部》）。其纲有三，分别为天、地、人三火。其中，天火又有四，地火有五，人火有三，共十二。人火中，阳火有一，即"丙丁君火也"，阴火有二，“命门相火（起于北海，坎火也，游行三焦，寄位肝胆），三昧之火也（纯阳，乾火也）”。实际就是以心君之火为“阳火”，以命门相火为“阴火”。这种对火的分类和看法，是将“阴火”“阳火”均作为生理之火，与李杲所论“阴火”有着本质的不同。赵养葵在《医贯·玄元肤论》中说：“阴虚火旺者，此肾水干枯而火偏盛，宜补水以配火……壮水之主，以制阳光，正此谓也。如灯烛火亦阴火也，须以膏油养之。”又说：“身脾土中火，以甘温养其火而火自退……甘能除大热，温能除大热，此之谓也。”由此可见，赵养葵所说的“阴火”就是阴虚火旺之火，而“脾土之火”可以温养而退之。龚廷贤认为，“阴火”为“气虚发热”，是因脾胃虚弱、阴血不足所致。其在《寿世保元·内伤·内外伤辨》中云：“饮食劳倦伤脾，则不能生血，故血虚则发热，热则气耗血散。”

从现代学者的认识来看，有认为“阴火”是因气虚下陷，湿流下焦，蕴为湿热者；也有认为是阳气虚衰，阳损及阴，气损及血，阴血亏虚而成热者；还有认为李杲“阴火”应与“阳火”相对而言者；或认为“阴火”指心肝之火者，或认为“心火合邪”是形成“阴火”的主要原因。更有医家提出李杲有关“阴火”的论述自相矛盾，缺乏条理等。

（三）内外伤辨惑论

中医学自《内经》奠定理论基础之后，东汉末年张仲景撰写《伤寒论》，将外感病的诊治系统化。后世至金元之时，虽多有临床经验的积累，如《备急千金要方》《外台秘要》等，但对于理论未有飞跃发展。金元医家，如刘完素、张从正等发展了中医学理论，如火热论、攻邪论等。李杲生活的时期，由于社会动荡，百姓精神受到摧残，生活痛苦，贫病交加，常见由于饮食失节、劳役所伤所致中气不足的当补之证，但由于大多医生只明伤寒外感，往往混淆外感内伤之别，竟当作外伤风寒表实的证候，采取苦寒泻心、辛温泻肺的错误治法，或发汗过多，过用苦寒，导致患者病情加重甚至死亡。李杲因此撰写《内外伤辨惑论》，旨在分清外感与内伤之别。

1. 辨阴证阳证

阴证与阳证的辨别，为外感与内伤辨别的总纲。李杲所论阴证与阳证，不同于张仲景所言阴证、阳证。李杲所谓阴证，病因为喜怒过度、饮食失节、饮食所伤而导致，病生于内，即内伤之证；阳证为风、寒、暑、湿、燥、火六淫所感，病生于外，即外感之证。张仲景《伤寒论》所谓阴证，指三阴证，即病在太阴、少阴、厥阴；阳证指三阳证，即病在太阳、阳明、少阳，此依六经而分，但总的说来都归于外感病范畴。

关于外感、内伤的治疗，李杲指出："概其外伤风寒，六淫客邪，皆有余之病，当泻不当补；饮食失节，中气不足之病，当补不当泻。举世医者，皆以饮食失节，劳役所伤，中气不足，当补之证，认作外感风寒，有余客邪之病，重泻其表，使荣卫之气外绝，其死只在旬日之间。所谓差之毫厘，谬以千里，可不详辨乎？"（《内外伤辨惑论·辨阴证阳证》）强调内伤、外感必须辨明，否则治疗失宜，可致患者死亡。

至于阴证、阳证的不同，主要在于病因病机。阴证、阳证在症状上有相似之处，因而往往容易混淆，故李杲对此详细加以分辨。李杲引《素问·阴阳应象大论》中"天之邪气，感则害人五脏"之语，指出风邪从上部受之，"风伤筋，寒伤骨"，为外邪所侵，则有筋骨疼痛等表现。"肝主筋，肾主骨"，由于风寒湿等外邪侵入，若卫气不足，则无力抵抗，必由经络而传变至肝肾，而为筋痹、骨痿等证，出现瘫痪、麻木、疼痛等症状，传变入舍于内，但其实质则为邪气有余之阳证，而非内伤之阴证。

对于内伤之阴证，李杲从脾胃考虑指出："夫元气、谷气、荣气、清气、卫气、生发诸阳上升之气，此六者，皆饮食入胃，谷气上行，胃气之异名，其实一也。"（《内外伤辨惑论·辨阴证阳证》）脾胃受损则中气不足，"中气不足，则六腑阳气皆绝于外，故经言五脏之气已绝于外者，是六腑之元气病也”(《内外伤辨惑论·辨阴证阳证》)。元气之伤则脏腑皆病，而五脏六腑真气皆不足，只有阴火独旺而上乘阳分，故荣卫失守而产生诸病，主要原因就是中气不足。又有劳役过度、饮食失节等因素影响，最后疾病大作。具体论述时，引《黄帝针经》云：“适饮食不节、劳役所伤，湿从下受之。”饮食、劳倦与七情，首先伤及脾胃，使脾胃之气不足；脾气不足，反陷于下，湿自下生而阴火逆上，则为无形之元气受损。心主荣，肺主卫，脾胃之气不足则不能荣养心肺，心肺之气不足而营卫不足，不能卫外之风寒，因而内伤之阴证也有恶风寒表现。此证即为不足之阴证。

李杲在《内外伤辨惑论》中，详细分析阴证和阳证。阴证和阳证有些症状相似而病因病机实质不同，若混淆则导致误治。如一般外感六淫风寒致病，风寒束表则营卫不通，易见头痛、发热、恶寒无汗；或恶风有汗、筋骨疼痛等；入里化热，有壮热口渴、心烦谵语、脉数、苔黄等症状。内伤之证，饮食劳倦而病于内，由于胃实表虚，亦能发生恶风寒、头痛、汗出、肢体烦疼类似外感症状。劳役过度伤脾，元气不足，“脾主肌肉而实四肢，”也会生肌肉困乏无力、四肢软弱、乍寒乍热、面如火燎等颇似外感的现象，如此则必须详细分辨。

据李杲所见，当时往往以内伤而为外感，辨证既误，治疗则非。由于误治则致预后不良常常有之。李杲当时亲历“壬辰改元，京师戒严”，围城三月，解围之后，当时大疫，死者几近百万，其实大多为内伤所致，而医者误以为外感，则很多患者非惟疾病所伤，也是误治所导致的死亡，故李杲感叹“盖初非伤寒，以调治差误，变而似真伤寒之证，皆药之罪也。往者不可追，来者犹可及”。因此，“推明前哲之余论，历举近世之变故，庶几同志者，审其或中，触类而长之，免后人之横夭耳”(《内外伤辨惑论·辨阴证阳证》)。李杲则详细论述阴证阳证之辨。

在辨析阴证阳证之中，李杲强调“正气存内，邪不可干”，提出若无内伤导致的元气不足，则虽有风寒等也可能不病；正是由于饮食劳倦损伤脾胃，导致元气不足，故“诸病生焉”。阴证的病因，为脾胃内伤在前，而又出现劳役过度、饮食失节等，导致“病乃大作”，并提出内伤也有恶风寒的表现，要注意与外感的分别。李杲以阴证、阳证区分内伤与外感，是以临床实践为基础的理论创见，亦是其内外伤之辨的总纲，对于后世中医学发展有重大的意义。

2. 辨脉

诊察脉象，为中医诊法中重要的内容。李杲借鉴古人“以脉上辨内外伤于人迎气口，人迎脉大于气口为外伤，气口脉大于人迎为内伤”的观点，同时指出此说虽有道理但也有不完备之处。对于人迎寸口脉法，一般认为，气口者，手太阴经之动脉，在鱼际之下；人迎者，足阳明经之动脉，在结喉之旁。李杲所言人迎与寸口，于此不同。如《脉诀指掌·辨七情郁发五脏变病脉法》云:“右手关前一分为气口者，以候人之脏气郁发，与气兼并过与不及。”又如《脉诀指掌·辨六淫外伤六经受病脉法》云:“左手关前一分为人迎者，以候天之寒暑燥湿风火中伤于人，其邪自经络而入，以迎纳之，故曰人迎。”以右寸为寸口脉，左寸为人迎脉，在古人基础上，李杲又结合自己的临床体会进行发挥。

李杲认为，外感风寒都是有余之证，为外邪侵袭而来，因左手主表，故其病必显示在左寸之脉；由于内伤饮食、劳役所伤的疾病，都是不足之病，因右手主里，故其病必显示于右寸之脉。其后，李杲详细论述内伤、外感之脉的不同表现，指出外感之脉，感于寒邪，则“左寸人迎脉浮紧，按之洪大紧急甚于弦”；若为伤寒，“按之洪大而有力，中见手少阴心火之脉……内显洪大”；若感受风邪，则出现左寸之人迎脉缓，“而大于气口一倍，或二倍、三倍”(《内外伤辨惑论·辨脉》)。

至于内伤饮食致病，病情越重，则气口脉大于人迎的程度越重。如《内外伤辨惑论·辨脉》云："内伤饮食，则右寸气口脉大于人迎一倍；伤之重者，过在少阴则两倍，太阴则三倍。"若饮食不节、劳役过甚，则"心脉变见于气口，是心火刑肺，其肝木夹心火之势亦来薄肺"，则见"气口脉急大涩数，时一代而涩也"。见此脉象，是由于"涩者，肺之本脉也；代者，元气不相接，脾胃不及之脉洪大而数者，心脉刑肺也；急者，肝木夹心火而反克肺金也"。内伤饮食而劳役不甚者，"惟右关脾脉大而数，谓独大于五脉，数中显缓，时一代也"。若内伤饮食，又加之寒温失所，"则先右关胃脉损弱，甚则隐而不见，惟内显脾脉之大数、微缓、时一代也"。"宿食不消，则独右关脉沉而滑"(《内外伤辨惑论·辨脉》)。

对于李杲的辨脉诊断外感与内伤，后世多有继承，但也有对其持不同意见者。如张景岳认为，左右脉大小不同，往往非病所致而是先天禀赋造成的，一般右脉大于左脉。至于如何分辨内伤、外感之证呢？张景岳指出："六脉俱有表里，左右各有阴阳。外感者，两手俱紧数，但当以有力无力分阴证阳证；内伤者，左右俱缓大，又必以有神无神辨虚邪实邪。"以此补充李杲在理论上的不足，"而为东垣之一助也"(《景岳全书·杂证谟·辨脉》)。

3. 辨寒热

李杲指出，外感与内伤皆有寒热之表现，而世人都认为有寒热即是外感，却不知"内伤饮食不节，或劳役所伤，亦有头痛、项痛、腰痛，与太阳表证微有相似"，若"尽将内伤饮食失节、劳役不足之病，作外伤寒邪，表实有余之证，反泻其表，枉死者岂胜言哉"(《内外伤辨惑论·辨寒热》)。以此对外感与内伤之寒热的不同点加以详细辨析。

李杲指出，外感之恶寒发热，为风寒等六淫侵袭体表，阻遏卫阳，卫阳不伸则恶风寒而无汗；内伤之寒热，主要在于脾胃不足；脾胃不足，则荣气下流，“既下流，其心肺无所察受，皮肤间无阳，失其卫之外护，故阳分皮毛之间虚弱”（《内外伤辨惑论·辨寒热》），出现恶风寒之表现。

因病机不同，其在寒热方面的症状也有不同之处。从发热时间而论，外感恶寒发热的特点，是由于其发病后外邪要持续入侵，直至入里而成为里证方止，所以是不间断的，寒热齐作；内伤之发热恶寒，由于“表上无阳，不能禁风寒也，此则常常有之，其燥热发于肾间者，间而有之”。此即常见恶寒，而时有发热，热则不恶寒，恶寒则不发热，寒热不是同时发作。从发热的特点而论，外感发热是“翕翕发热，又为之拂拂发热，发于皮毛之上，如羽毛之拂，明其热在表也”，出现面赤、鼻气壅塞不通、心中烦闷，但稍微露出一点手足皮肤又觉得怕冷；内伤发热的特点，由于“受脾胃下流之湿气，闭塞其下，致阴火上冲，作蒸蒸而燥热，上彻头顶，旁彻皮毛，浑身燥热”，此热只要减少衣物，接近寒凉之处就可以减轻，或热极而汗出可以好转。从恶寒的症状而论，外感之恶寒，虽增添衣物或烤火取暖也不能减轻；而内伤之恶寒，由于是脾胃不足，卫阳虚弱，不能承受外界的风寒，故只要增添衣物、避风及移至温暖之处即可缓解。另外，外感是发热恶寒无汗，而内伤的恶寒发热常有汗。

4. 辨手心手背

辨手足寒温诊断疾病，自《内经》和《伤寒论》即有之，为依据手足温否辨别阳气之盛衰。如《灵枢·论疾诊尺》有“大便赤瓣飧泄，脉小者，手足寒，难已；飧泄，脉小，手足温，泄易已”。《伤寒论·辨少阴病脉并治》有“少阴病，恶寒，身蜷而利，手足逆冷者，不治”。又有“少阴病，下利……恶寒而蜷卧，手足温者，可治”。李杲以手心手背寒温辨外感和内伤。凡外感之证，患者发热，扪其手背肌肤烙手，无汗恶寒；若入里化热，则有壮热谵语、烦躁大渴、神昏、便秘、脉大、苔黄等症状，皆为实热之证；内伤之证，其发热往往自觉手足心热，喜贴清凉之处；或者低热，为虚热，也常有虚烦不眠等。李杲简而言之，提出“内伤及劳役饮食不节病，手心热，手背不热；外伤风寒，则手背热，手心不热”(《内外伤辨惑论·辨手心手背》)。

5. 辨口鼻

对于外感、内伤之辨，有在于口鼻者。李杲认为，内伤为脾胃虚弱，而脾胃开窍于口，故内伤证见于口；李杲在《内外伤辨惑论·辨口鼻》中说:“《内经》云：鼻者肺之候，肺气通于天”，则外伤风寒，其证见于鼻。从口鼻辨别内伤“必口失谷味，必腹中不和，必不欲言，纵勉强对答，声必怯弱，口沃沫多唾，鼻中清涕或有或无”；外感则“鼻气不利，声重浊不清利，其言壅塞，盛有力，而口中必和。伤寒则面赤，鼻壅塞而干，伤风则鼻流清涕而已”(《内外伤辨惑论·辨口鼻》)。

李杲辨明内伤不足之证，口不知味，腹中不和，少气懒言，语声低弱，口多唾沫，属于阴证；外伤有余之证，呼吸粗促，鼻塞声重而口中必和，属于阳证。此虽为从口鼻辨别内伤与外感的主要方法，但是病情也经常变化，要酌情辨证。例如，内伤往往口不知谷味，但如外感病邪去正虚时，也有口不知味的表现。外感有发热面赤、鼻塞流涕等症状，然内伤脾胃不足，引起卫阳空虚，阴火上干，也有鼻流清涕、面赤如烤的现象。因此，必须参考全部脉证才能确定诊断。

6. 辨头痛

外感之证，常见恶寒发热的同时，往往有头痛的症状，所谓外感风寒之邪，有“犯高之高者”的特点；内伤之证，因阴火上冲，也有头痛的表现。如何分辨？李杲认为主要从发病时间分辨，如“内证头痛，有时而作，有时而止。外证头痛，常常有之，直须传入里实方罢”。内伤头痛，以阵发性头痛为主；外感头痛则为痛无休止，此为判断内伤、外感头痛的基本方法。除此之外，仍应当结合脉证分辨。李杲在《兰室秘藏·头痛门》中指出:“风寒伤上，邪从外入，客于经络，令人振寒头痛，身重恶寒，治在风池风府，调其阴阳，不足则补，有余则泻，汗之则愈，此伤寒头痛也。头痛耳鸣，九窍不利者，肠胃之所生，乃气虚头痛也。”伤寒头痛为外感之一，为受风寒，邪从外入，头痛之外，还见身重恶寒；气虚头痛，为内伤头痛，为肠胃不适，中气不足所生，头痛之外见耳鸣、九窍不利等。

后世对于头痛的部位与病机进行总结：内伤头痛，饮食伤者，头痛多在前额，有时昏痛，有时呕吐馊腐食物残渣。前额是阳明胃经脉所过，饮食伤胃，则反映阳明经行障碍而昏痛。劳倦伤者，头痛多在头侧或头顶，因为劳倦过度，易使阴火循少阳、厥阴两经上逆之故。外感头痛，凡痛在项后，或上连头顶，邪在太阳经；痛在额前连及眉棱，邪在阳明经；痛在两侧颞颥部，邪在少阳经；厥阴经与督脉会于颠，故头顶痛亦为厥阴头痛。

张景岳在《景岳全书·传忠录·十问篇》“十问歌”之“三问头身”中，将头痛分为火盛头痛、阴虚头痛、阳虚头痛。三者之鉴别要点:“凡火盛于内而为头痛者，必有内应之证，或在喉口，或在耳目，别无身热、恶寒在表等候者，此热盛于上，病在里也。察在何经，宜清宜降，高者抑之，此之谓也。若用轻扬散剂，则火必上升，而痛愈甚矣”。“凡阴虚头痛者，举发无时，是因酒色过度，或遇劳苦，或逢情欲，其发则甚，此为里证，或精或气，非补不可”。“凡头痛属里者，多因于火，此其常也。但亦有阴寒在上，阳虚不能上达而痛甚者。其证则恶寒、呕恶、六脉沉微，或兼弦细，诸治不效，余以桂附参熟之类而愈之，是头痛之有阳虚也”。该论述补充了李杲对内伤头痛论述的不足。

7. 辨气少气盛

病之虚实，以正气之多少而定。外感有余，其气壅盛；内伤不足，其气必虚。因此，气少气盛可为鉴别外感与内伤之佐证之一。李杲对气少气盛的鉴别，主要是在口鼻呼吸和语言之有力无力及音质等方面。

李杲指出:“外伤风寒者，故其气壅盛而有余，内伤饮食劳役者，其口鼻中皆气短促，不足以息。”(《内外伤辨惑论·辨气少气盛》)外感由于心肺之气未伤，而又有邪气入侵，为有余之证，故其证实，而气实，故表现为气盛，“使鼻气壅塞不利，其面赤，不通，其鼻中气不能出，并从口出，但发一言，必前轻而后重，其言高，其声壮厉而有力”；若伤寒则“面壅色赤，其言前轻后重，其声壮厉而有力者”；若伤风则“鼻流清涕，其声嘎，其言响如从瓮中出，亦前轻而后重，高揭而有力”。内伤饮食劳役，损伤脾胃，脾胃无以供养心肺，而心肺之气受损。由于心肺之气受损，又为热所伤，则为不足之证，故表现为气少，“口鼻中皆短气少气，上喘懒语，人有所问，十不欲对其一，纵勉强答之，其气亦怯，其声亦低”(《内外伤辨惑论·辨气少气盛》)。

8. 辨四肢筋骨

四肢为诸阳之本，为全身运动表现之处，故外感与内伤皆有四肢筋骨的病变表现。根据《内经》理论，李杲结合本人的临床经验，提出内外伤在筋骨四肢上的不同病变表现。

饮食劳倦内伤诸证，四肢筋骨症状表现为少气懒言、手足软弱、沉困好睡、精神不振等。李杲认为，内伤诸证之病机，关键在于脾胃内伤。脾胃为生化之源，其化生精气，内养五脏，外主四肢。脾胃元气受病，营卫生化的源泉不足，而脾胃不足，精气已绝于外，营卫失据，四肢无以充养，又导致“心肺之气已绝于外”，营卫气血俱亏，不能正常充养四末，则四肢筋骨倦怠乏力、软弱不用等。“经云：热伤气；又云：热则骨消筋缓”。四肢“既为热所乘，无气以动”，阴火耗伤元气，是出现以上症状的一个原因。

外感风寒之邪，症状表现多在体表，风寒外束，肌肉同筋骨相连，表邪必影响筋骨，导致筋骨疼痛，难以运动自如。肝主筋，肾主骨，筋骨疼痛，势必影响肝肾，使肝肾应受营运的精气已绝于内。无论是中风或伤寒，都有筋骨疼痛的特征，寒易伤形体，其性收引，则筋挛骨痛。因此，李杲于《内外伤辨惑论·辨筋骨四肢》中云："或中风，或伤寒，得病之日，便着床枕，非扶不起，筋骨为之疼痛，不能动摇，乃形质之伤。经云：寒伤形。又云：寒则筋挛骨痛。"热则肌肉弛缓是伤气的结果，寒则筋骨挛痛是伤形的结果。外感六淫之证，寒则四肢挛缩，热则四肢弛缓；风则四肢震颤，火则四肢乱动，湿则四肢沉重，燥则四肢痿废。

总之，辨四肢筋骨的要点如下：内伤以怠惰嗜卧、四肢沉困不收为主；外感风寒以筋骨疼痛、卧床而难以行动为主。临证之时，应综合兼见脉证进行分析，才能得出正确的结论。

9. 辨恶食与不恶食

关于内外伤在食欲上的不同表现，在"辨口鼻"中已谈到，内伤则口中失谷味，外伤则口中和。李杲所论内伤证，主要是指由内伤脾胃而导致的诸种证候，而观察食欲即可直接了解内在脾胃的功能情况。因此，李杲认为，此辨至关重要，"只此一辨，是以分内外有余不足之证也"。凡厌恶食物的患者多属于内伤诸证。

食欲之表现，历来有能食、多食、不能食、恶食之分。能食，为食欲正常或基本正常；多食，为食欲超常，食量过多；不能食，为不欲进食，但亦无明显厌恶之感；恶食，则是在不能食的基础之上，又有恶闻食臭、口失五味等。

李杲论恶食与不能食的区别：内伤诸证的特征为恶食，就是厌恶食物的气味，闻到便恶心欲呕、不想吃，吃饭的时候感觉口舌失去了味觉，即失五谷之味。外感风寒则没有恶食的表现，只有不能食的感觉，看到饭菜并不恶心，口中和，也有味觉，只是吃不进。张仲景在《伤寒论·辨阳明病脉证并治》中说："阳明病，若能食，名中风；不能食，名中寒。"李杲发挥其理论，认为“中风能食”，因其脉缓自汗而卫气空虚，热泄于表，故能食；“伤寒不能食”，因其脉紧无汗而卫气闭塞，热郁于表，故不能食。

张景岳在《景岳全书·传忠录·十问篇》中，进一步发挥了李杲关于内伤恶食、外感不恶食的经验之谈。其曰：“病由外感而食欲不断者，知其邪未及脏，而恶食不恶食者可知；病由内伤而饮食变常者，辨其味有喜恶，而爱冷爱热者可知；素欲温热者，知阴脏之宜暖；喜好寒冷者，知阳脏之可清……凡诸病得食稍安者，必是虚证；得食更甚者，或虚或实皆有之，当辨而治之。”说明外感风寒，邪未传入脏腑而入里化热，其表现为能食。若内伤之证则恶食，根据其味觉改变，喜冷喜温可以辨别其证，如胃寒喜热、胃热喜寒。若得食则安，必是脾胃虚证。

10. 辨渴与不渴

渴与不渴，反映的是体内津液的情况。李杲提出：“外感风寒之邪，三日已外，谷消水去，邪气传里，始有渴也。内伤饮食失节，劳役久病者，必不渴，是邪气在血脉中，有余故也。初劳役形质，饮食失节，伤之重者，必有渴，以其心火炽，上克于肺金，故渴也。”（《内外伤辨惑论·辨渴与不渴》）外感伤寒之证初起，在三日内，由于风寒为阴寒之邪，伤阳而不伤阴，津液未损，故不渴；三日外，由于邪入里化热，损伤津液，则开始出现渴的表现。内伤之证，由于饮食失节、劳役过度，内伤严重，必致脾胃受损，则脾胃之气下陷，致阴火上冲，而心火旺，上克肺金，故出现渴的表现；内伤日久，入于血分，渴的症状反而缓解，是由于“邪气在血脉中，有余故也”。

并且，李杲提出，内伤病渴时欲饮冷水，则只可少饮，不可过饮，“恐水多峻下，则胃气愈弱，轻则为胀，重则传变诸疾，必反复闷乱，百脉不安，夜加增剧，不得安卧”。注意固护胃气，为其一贯重视脾胃的原则。

张景岳对李杲辨口渴又有所发挥。《景岳全书·传忠录·十问篇》指出:“问渴与不渴，可以察里证之寒热，而虚实之辨，亦从以见。凡内热之甚，则大渴喜冷，冰水不绝，而腹坚便结，脉实气壮者，此阳证也。凡口虽渴而喜热不喜冷者，此非火证，中寒可知。既非火证，何以作渴，则水亏故耳。凡患者问其渴否，则曰口渴。问其欲汤水否，则曰不欲。盖其内无邪火，所以不欲汤；真阴内亏，所以口无津液。此口干也，非口渴也，不可以干作渴治。凡阳邪虽盛，而真阴又虚者，不可因其火盛喜冷，便云实热。盖其内水不足，欲得外水以济，水涸精亏，真阴枯也，必兼脉证细察之，此而略差，死生立判。余尝治垂危最重伤寒有如此者，每以峻补之剂浸冷而服，或以冰水、参、熟等剂相间迭进，活人多矣。常人见之，咸以为奇，不知理当如是，何奇之有？然必其干渴燥结之甚者，乃可以参、附、凉水并进。若无实结，不可与水。”

张景岳认为，从渴与不渴可以诊断证之寒热虚实。大渴喜喝冷饮，或饮冰水不绝，脉象洪大而实，腹部坚实而大便秘结，为内热之甚。若口渴不喜冷饮而喜热饮，则为中寒之证。口渴而不欲饮，则是阴虚而无内热，由于真阴亏虚所以口干，无内热邪火所以不欲饮水。还有一种口渴喜饮为阳邪炽盛而阴虚，不可作实热治疗。

11. 辨表实表虚

李杲所论之表虚，是由劳役动作之后，“肾间阴火沸腾”所致。劳役动作之后休息之时，“或于阴凉处解脱衣裳，更有新沐浴，于背阴处坐卧，其阴火下行，还归肾间”，皮表无阳以卫，易感于邪，于是导致感受外邪所致之证。患者以为感受风寒所致之表实之证而求治，往往误诊而治以解表之药，“以重绝元气，取祸如反掌”。即使没有致命，也会“致虚劳，气血皆弱，不能完复”。“且表虚之人，为风寒所遏，亦是虚邪犯表，始病一二日之间，特与外中贼邪有余之证颇相似处，故致疑惑”。因表虚之初起与外邪侵袭之表实证很有相似之处，故要详加辨别。

李杲强调分辨之法，“只于气少气盛上辨之”，即语音、呼吸等。“其外伤贼邪，必语声前轻后重，高厉而有力；若是劳役所伤，饮食不节，表虚不足之病，必短气气促。上气高喘，懒语，其声困弱而无力”（《内外伤辨惑论·辨劳役受病表虚不作表实治之》）。后世一般以表虚证为表证，而李杲将其归入内伤，为其独特之分类。对于其治疗，不能一味发表，以免重伤卫气，当益气升阳，实卫固表。后世朱丹溪治表虚证，往往以补中益气汤加解表药一二味，以益元气、和营卫而散表邪，实受李杲之影响。

12. 辨外感风邪与内伤

李杲针对“有饮食劳役所伤之重者，三二日间特与外伤者相似”，故对外感风邪与内伤详细加以辨别，认为“若不将两证重别分解，犹恐将内伤不足之证误作有余外感风邪”。

李杲总结内伤与外感在症状方面的各种不同点。

其一，恶风、自汗、头痛、鼻流清涕等症状，外感与内伤皆有，但外感为“常常有之，一日一时，增加愈甚，必待传入里作下证乃罢”；而内伤所致则“头痛自汗，间而有之”，虽恶风，但对于“居露地中，遇大漫风起，却不恶也，惟门窗隙中些小贼风来，必大恶也”，特别恶门窗缝隙中的贼风，在温暖无风之处则无恶风之症状。

其二，在语言、声音方面，即李杲所论气之盛少，外感者“语声重浊，高厉有力，鼻息壅塞而不通”；内伤之证，“鼻中气短，少气不足以息，语则气短而怯弱”。

其三，饮食方面，外感者“能食，腹中和，口知味”；内伤者，“妨食，或食不下，或不欲食，三者互有之。腹中不和，或腹中急而不能伸，口不知五谷之味”。

其四，肌肉筋骨的表现，外感者，“筋骨疼痛，不能动摇，便着床枕，非扶不起”；内伤者，“四肢不收，无气以动，而懒倦嗜卧”。

其五，在二便方面，外感者，大小便如常，没有异常变化；内伤者，“小便赤黄，大便常难，或涩或结，或虚坐只见些小白脓，时有下气；或泄黄如糜，或溏泄色白，或结而不通”。

另外，有些表现为内伤者所独有，外感所无的，主要是一些胸中及腹部的表现。如“若心下痞，或胸中闭塞，如刀劙之痛，二者亦互作，不并出也。有时胃脘当心而痛，上支两胁，痛必脐下相火之势，如巨川之水，不可遏而上行，使阳明之经逆行，乱于胸中，其气无止息，甚则高喘”（《内外伤辨惑论·辨外感八风之邪》）。

总而言之，内伤为不足之证，而外感为有余之证。

13. 辨劳役内热与阳明中热

李杲指出，劳役内热始受病时，与阳明中热有相似症状，如都有“必肌体扪摸之壮热，必燥热闷乱，大恶热，渴而饮水”，但其症状虽相似而病因病机不同。阳明中热，为阳明胃热过盛，热迫而汗泄，故出现大热大渴；劳役之内热，为劳役伤脾，元气不足，阴火上冲而致。劳役内热证，若当作阳明之白虎汤证治疗，则“旬日必死”。其证一实一虚，故必当认真分辨。

劳役内热证，为“乘天气大热之时，在于路途中劳役得之，或在田野间劳形得之；更或有身体薄弱，食少劳役过甚，又有修善常斋之人，胃气久虚，而因劳役得之者”（《内外伤辨惑论·辨证与中热颇相似》）。劳役发热，由劳役伤脾，元气不足，阴火上冲而致，故日晡之时，阳明主令，时气助胃气，使体内元气与阴火的矛盾得到暂时缓解，故发热等症状应时而减。阳明中热证为阳明热盛所致，日晡之时，时气助热，故发热等症状因之而加重。但两者症状相似，若不能清楚判断，李杲认为应当再等待一二日，看病情之发展再求医，这样才是稳妥谨慎之法。因为若劳役内热误用白虎汤，会造成患者死亡，故此法更为妥当。

李杲以阴证阳证为纲，从十二个方面全面论述了内外伤之病因、病机、症状之不同，其提出的内伤理论为中医理论之完善作出了重要的贡献。自张仲景《伤寒论》建立外感理论体系，历代医家往往侧重外感，自张仲景之后至金元之前，诸多著作虽内伤与外感之证皆有论述，但大多倾向于临床经验之总结、方药之汇总，如《备急千金要方》《外台秘要》《太平圣惠方》等，对于内伤理论未做系统研究。至金元之时，刘完素、张从正等医家重视医学理论的发展研究，但仍未系统研究内伤理论，至李杲论“内外伤辨惑”，才丰富了内伤之研究，对于外感与内伤辨证体系的完善作出重大贡献。因此，朱丹溪在《格致余论·序》中说：“夫假说问答，仲景之书也，而详于外感；明著性味，东垣之书也，而详于内伤。医之为书，至是始备，医之为道，至是始明。”张景岳也认为，“东垣发明内伤一证，其功诚为不小，凡其所论，有的确不易者”（《景岳全书·杂证谟·劳倦内伤》）。李杲之论内伤与外感，在中医理论发展中确有重要的意义。

（四）治疗大法

1. 甘温除热法

在内伤脾胃与阴火等理论提出的同时，李杲创立了甘温除热的治疗原则。所谓甘温除大热法，即是指用甘温药物为主治疗内伤发热而言。李杲基于甘温除热的治疗原则，以补中益气汤等治内伤发热，首开中医内伤热病学之先河。

甘温除热法，虽肇端于李杲，然其非无本之木，无源之水，而是根据《内经》理论并吸收前人之经验而创立。《素问·至真要大论》云：“劳者温之……损者温之。”《素问·脏气法时论》云：“脾欲缓，急食甘以缓之，用苦泻之，甘补之。”上述《内经》理论，成为李杲脾胃学说的基石。《金匮要略》创立了治疗虚劳烦热之方剂——小建中汤。《金匮要略·血痹虚劳病脉证并治》云：“虚劳里急，悸，衄，腹中痛，梦失精，四肢酸疼，手足烦热，咽干口燥，小建中汤主之。”方中饴糖甘温，温补脾胃；炙甘草、大枣助饴糖以补脾胃；桂枝、生姜温中通阳；重用芍药敛阴和营，以治疗气血双虚之证。此方实为“甘温除热”之最早方剂。其他如大建中汤、理中汤、吴茱萸汤等，也都具有温振中州、补益脾胃之效，以疗中焦虚寒、虚劳诸损之病。正如清·陈修园所云：“《金匮》143 方，大旨是‘调以甘药’四字”。建中汤证及其“补脾养胃”“发散阳气”等治则，实为后世“甘温除热”法之启端。隋·巢元方的《诸病源候论》，宋·张锐的《鸡峰普济方》等著述，均论及内伤发热的证治。尤其是宋·陈言在《三因极一病证方论·积热证治》中提出“气不归元而阳浮于外”及其所用的“六神散”，不仅在理论上提出了元气虚损发热之论，而且在治疗上亦应用了“甘温除热法”。然而，这些医家均未如李杲那样在理论及实践上将其系统化、具体化。

李杲将甘温除热作为治疗原则，主要是建立在饮食劳倦则内伤脾胃，内伤脾胃致元气不足则阴火上行的理论基础上。其中，“阴火”之论，成为后世纷纷探讨的学说。《脾胃论·脾胃虚实传变论》指出：“夫饮食失节，寒温不适，脾胃乃伤。此因喜、怒、忧、恐，损耗元气，资助心火，火与元气不两立，火胜则乘其土位，此所以病也。《调经论篇》云：‘病生阴者，得之饮食居处，阴阳喜怒。’又云：‘阴虚则内热……有所劳倦，形气衰少，谷气不盛，上焦不行，下脘不通，胃气热，热气熏胸中，故内热。’脾胃一伤，五乱互作。”《内外伤辨惑论·饮食劳倦论》又云：“既脾胃虚衰，元气不足，而心火独盛。心火者，阴火也，起于下焦，其系系于心，心不主令，相火代之。相火，下焦包络之火，元气之贼也。火与元气不能两立，一胜则一负。脾胃气虚，则下流于肾肝，阴火得以乘其土位……盖阴火上冲，则气高而喘，身热而烦，其脉洪大……惟当以辛甘温之剂，补其中、升其阳，甘寒以泻其火，则愈。《内经》曰：劳者温之，损者温之。盖温能除大热，大忌苦寒之药泻胃土耳。”由于脾胃受损，而内生邪热阴火，阴火与元气不两立，一胜则一负。劳倦为损伤脾胃的重要因素之一。《素问·至真要大论》认为“劳者温之”“损者温之”。内伤火热为伤其内，为不足，不足者补之，惟当以辛甘温之剂，补其中而升其阳，甘寒以泻其火。同时，甘味是补益脾胃之品，故当以甘温治疗内伤发热之证。李杲创立了补中益气汤，以甘温补气为主，旨在使受损元气得到恢复，中焦枢机得力，阴火自敛。

2. 益气升阳法

李杲的内伤脾胃之论，以“升降浮沉”为核心内容。李杲根据《内经》“四时阴阳”理论，认为万物变化的根本就是阴阳四时之变化，如“天以阳生阴长，地以阳杀阴藏”，即为升降浮沉的意义。其在《脾胃论·天地阴阳生杀之理在升降浮沉之间论》中论及“经言岁半以前，天气主之，在乎升浮也……经言岁半以后，地气主之，在乎降沉也”。升降不已，如环无端，而运化万物。人为万物之中之一物，人体气机之运行亦效法天地之升降浮沉，而脾胃为气机升降的枢纽。在脾胃的升降作用中，为脾升而胃降，在其中李杲更重视的是升的功能。李杲继承了《内经》中重视阳气的生长与升发作用的理论，如《素问·四气调神大论》中“天气，清净光明者也，藏德不止，故不下也。天明则日月不明，邪害空窍，阳气者闭塞，地气者冒明……”《素问·生气通天论》中“阳气者若天与日，失其所则折寿而不彰，故天运当以日光明。是故阳因而上，卫外者也”。《脾胃论·脾胃虚则九窍不通论》云：“脾胃合和，谷气上升，行春夏生长之令，阳气得以舒伸。脾胃不和，谷气下流，清阳下陷，收藏令行，则失生长之气，阳气郁闭不伸。”因此，升阳为李杲的重要治法，《内外伤辨惑论》《脾胃论》《兰室秘藏》三书中所冠“升阳”二字的方剂就有 17 首之多。总结李杲的升阳之法，主要有补中升阳、升阳散火及升阳除湿等。

（1）补中升阳

李杲指出，“饮食失节，寒温不适，则内伤脾胃，喜怒忧恐，劳役过度，则损耗元气”。由于这些病因，“损伤脾，真气下溜，或下泄而久不能升，是有秋冬而无春夏，乃生长之用，陷于殒杀之气，而百病皆起”（《脾胃论·天地阴阳生杀之理在升降浮沉之间论》）。对于这样的病证，李杲根据《素问·至真要大论》“劳者温之”“损者温之”的治疗原则，以甘温之剂补其中，升其阳，使元气来复，则其病自愈。这就是补中升阳的意义所在，能广泛运用于许多病证的治疗。

如内伤发热之证，为饮食、劳倦、七情等伤脾胃所致；脾胃之气伤，则水谷精微之气不能上行，反而下陷为湿气；湿气日久，郁而化热，是为阴火；阴火上冲又及脾胃，所谓“阴火乘其土位”，则为内伤发热之因。因此，内伤之发热为不足之证。其表现为燥热，减衣物、处寒冷处可减轻，或者汗出亦解，寒与热不同时存在，气短懒言，少气不足以息，语则气短而怯弱，妨食，或食不下，或不欲食，腹中不和，或腹中急而不能伸，口不知五谷之味，小便赤黄，大便常难，或涩或结，或排不出大便，只排出些小白脓，时有下气，或泄黄如糜，或溏泄色白，或结而不通。

有余者泻之，不足者补之，故内伤发热之证，“惟当以辛甘温之剂，补其中、升其阳，甘寒以泻其火，则愈。《内经》曰：劳者温之，损者温之”（《脾胃论·饮食劳倦所伤始为热中论》），为甘温除大热之法。李杲以补中益气汤治之，补中升阳，甘寒以泻其火热。方用黄芪、人参、甘草补元气，泻火热；白术和胃，陈皮理气，升麻、柴胡引清气上升，亦引黄芪、甘草、人参甘温之气上行；更以当归和营，使阳生而阴长，亦调和气血。同时，可稍加黄柏以坚阴泻火，甚或加黄连以泻心除烦，或加生地以补水降火，或合朱砂安神丸以镇摄“阴火”而安神明。

对于脾胃虚弱之泄泻，为脾气下陷所致者，李杲用升阳汤治疗大便溏泄、腹中鸣，取其升清止泻功用，重用黄芪甘温益气，陈皮理气，当归、红花活血，益智仁温中止泻，甘草调药和中护胃，用阳药升麻、柴胡，取其升发之性，使清阳得升，浊气得降，升降相因，恢复脾胃升降枢纽之功，如此则泄泻得止。

对于麻木之证，李杲认为“麻者，气之虚也。真气弱，不能流通，填塞经络，四肢俱虚，故生麻木不仁”(《证治准绳·杂病·着痹门》引李杲文)。其表现为“闭目则浑身麻木，昼减而夜甚，觉而开目则麻木渐退……身体皆重，时有痰嗽，觉胸中常似有痰而不利，时烦躁，气短促而喘”(《兰室秘藏·妇人门》)。其病机是“阳衰而阴旺”,“非有风邪，乃气不行”，其治疗为“补其肺中之气”，方用补气升阳和中汤，即补中益气汤补气升阳，配伍白芍，合当归以和血脉。

（2）升阳散火

升阳散火之法，为李杲治疗阴火的一种方法。甘温除热之法，补中升阳，补元气之本，使阴火不升而除内热；同时也用甘寒之品泻火热，即在甘温药中配以苦寒泄热之药，为标本兼治之法。而升阳散火之法，是通过升发阳气，治疗阴火郁于脾土，阳气不舒之证。此法可伸引阳气达于体表，故可以散火郁。

关于阴火内郁的症状，《脾胃论·调理脾胃治验治法用药若不明升降浮沉差互反损论》云:“四肢发热，肌热，筋痹热，骨髓中热，发困，热如燎，扪之烙手。”此为脾胃虚弱，阴火内郁所致。又“过食冷物，抑遏阳气于脾土”，使脾之升清作用不行，中气下陷；阳气不能上行，不能上输心肺，而阴火反而上逆，郁于体表。其治疗应该为“火郁则发之”。治方为升阳散火汤，可补益中气，升发脾阳，发散郁火，起到退热作用。升阳散火汤以人参、甘草之甘温益气，用升麻、柴胡、葛根，以升发脾中清气，同时亦引甘温之药力上行，使元气充于皮毛，阳气得以卫外。同时，又辅以羌活、独活、防风等诸风药。《脾胃论·脾胃胜衰论》中谈到风药作用时说："泻阴火以诸风药，升发阳气以滋肝胆之用，是令阳气生，上出于阴分，末用辛甘温药接其升药，使大发散于阳分，而令走九窍也。"此言为升阳与益气相辅相成，用甘温发散，发越脾气之郁，同时发散肌肤所见燥热，则被郁之脾之阳气得以伸，阴火得以散。

（3）升阳除湿

饮食失节、过度劳役、寒温不适、七情过极等，皆损伤脾胃，脾胃有失运化，故湿邪内生，气机壅遏，治当升阳除湿。《脾胃论·用药宜禁论》云："人禀天之湿化而生胃也，胃之于湿，其名虽二，其实一也。湿能滋养于胃，胃湿有余，亦当泻湿之太过也；胃之不足，惟湿物能滋养。"《东垣试效方·妇人门》曰："中有疾，旁取之旁者，少阳甲胆是也；中者脾胃也。脾胃有疾，取之于足少阳甲胆者，甲风是也，东方春也，胃中之谷气者，便是风化也，一体休作两认，故曰胃中湿胜而成泄泻，助甲胆风胜以克之，又是升阳，助清气上行者也。"因此，以辛苦温祛风之药升阳除湿，取其辛散升浮之性，引脾胃之气上行，使清气升而浊气降，而湿气随之宣化。正如《东垣试效方·用药法象》所说："苦药平升，微寒亦平升；甘辛药平降，甘寒泻火，苦寒泄湿热。"

阳气不升，湿胜为患的病证很多，故升阳除湿法应用广泛。如"脾胃虚弱，不思饮食，肠鸣腹痛，泄泻无度，小便黄，四肢困弱"（《脾胃论·升阳除湿汤》）。上述病证，是由于中气不足，脾湿下陷所致。李杲认为，此类病证不可用淡渗之剂。若用淡渗之剂，"是降之又降，是复益其阴，而重竭其阳气矣，是阳气愈削，而神愈短矣，是阴重强而阳重衰矣"（《脾胃论·调理脾胃治验治法用药若不明升降浮沉差互反损论》）。应该用"升阳风药即瘥。以羌活、独活、柴胡、升麻各一钱，防风根截半钱，炙甘草根截半钱"，或者用升阳除湿防风汤、升阳除湿汤。药用柴胡、升麻升举脾胃之阳气，羌活、独活、防风等助柴胡、升麻舒展阳气又能燥湿，炙甘草健脾益气。如此则阳气得升，脾胃健运，则湿浊自化，泄泻自止。其法主要以风药升发清阳，如李杲所言，“湿寒之胜，助风以平之。又曰：下者举之，得阳气升腾而去矣”。

如风湿之邪入侵之证，是由于脾胃虚弱，阳气不能上行充实于肌表，以致风与湿邪得以乘虚而入，郁阻经络肌肤，脾胃阳气郁滞不通。其证在足太阳经，表现为脊痛项强，腰似折，项似拔，上冲头痛，或风湿相搏，一身尽痛。其治疗本于“风药已能胜湿”之理，以风药升阳，使阳气升于经脉。由于风能胜湿，则可除湿；湿邪祛除，则经气流通，则其证解，其病愈。方用除风湿羌活汤、羌活胜湿汤。方中用升麻、柴胡升举脾胃之阳气，充实肌肤；以羌活、防风、藁本、蔓荆子、苍术、川芎等风药除湿发散，并加甘草。诸药合而为辛甘发散之剂，则升发阳气，发散卫表，使微微汗出，除风湿之邪，亦为升阳除湿之用。

对于湿热气胜，夹风而伤筋骨，出现下肢微软麻木的夏令湿热痿证，其兼见身重头眩、心烦气短、小便黄涩等，李杲认为是由于“湿热乘于肝肾”所致。肝主筋而肾主骨，故出现下肢痿软无力之证。方用除风湿羌活汤，以风药胜湿与甘淡渗泻配合，益气升阳与坚阴泻火同用，仍是升阳除湿之法。

对于治妇人崩漏，其带下多如水浆，质稀而淡，并多有怠倦嗜卧、四肢不收、少气乏力等，为脾胃中虚，湿气下流胞脉所致，方用升阳除湿汤，为“除湿去热，益风气上升”之法。方中用黄芪、炙甘草补中益气，合当归使益气生血，苍术健脾化湿，柴胡、升麻、羌活、独活、防风、藁本、蔓荆子等风药升发阳气。这样，使脾气健运，阳气升举，则能挽回下陷之气，伸引阳气而胜湿。

（五）药类法象论

“法象”之“象”，是指自然界的一切现象；法，是效法、模仿之义。法象用药，是中医用来探究药物作用和疗效机理的一种分类模式，其特点是利用药物的自然属性，来分析药物的性能及疗效。药物的功用是由其形、色、味、体、质、所生之地、所成之时等自然特征所决定，以此理论指导临床使用药物，称为法象用药。

受宋代理学格物穷理的影响，宋金元时期医家多以药材性状的形、气、味、体、质为核心，结合阴阳五行、五运六气、气味升降之理，建立“法象药理”的理论模式。如赵佶《圣济经》“药理篇”提出“物生而后有象，象而后有滋……物物妙理，可得而推”。“天之所赋，不离阴阳，形色自然，皆有法象……空青法木，色青而主肝。丹砂法火，色赤而主心。云母法金，色白而主肺。磁石法水，色黑而主肾。黄石脂法土，色黄而主脾。触类长之，莫不有自然之理”。“腊雪凝至阴之气，可以治温。忍冬察不凋之操，可以益寿”。易水学派的创始人张元素，以《素问·阴阳应象大论》气味厚薄阴阳与升降浮沉理论为基础，在《珍珠囊》中将所收录的113味药物都以气味厚薄为依据，划分为“纯阴”“纯阳”“阴中微阳”“阳中微阴”“阴中之阳”“阳中之阴”六类，用于阐释药物之升降，将法象理论与临床用药有机结合起来。李杲继承了其师的这一理论，在《东垣试效方》中专设“药类法象”一门。所论药类法象，以四时、药味之阴阳气味厚薄、升降浮沉为主，在《脾胃论》《内外伤辨惑论》中都有论述。

1. 四气五味法象为天地阴阳

李杲继承《内经》的阴阳、五行、藏象等理论，将四时五脏与五行及生长化收藏等变化相对应，将脏腑、升降浮沉等按照天阳、地阴予以区分。如《东垣试效方·药象门》云：“天阳：无，圆，气，上，外，升，生，浮，昼，动，轻，燥，六腑。地阴：有，方，血，下，内，降，杀，沉，夜，静，重，湿，五脏。”此节主要讨论标本、先治后治等，但也为进一步探讨药性与脏腑升降等奠定了基础。李杲又将药物的性与味分别分类为天与地之象，认为四气归于天之象，五味法于地之象。《东垣试效方·药象门》云：“天有阴阳，风寒暑湿燥火，三阴、三阳上奉之。温凉寒热，四气是也，皆象于天。温、热者，天之阳也。凉、寒者，天之阴也。此乃天之阴阳也。地有阴阳，金木水火土，生长化收藏下应之。辛甘淡酸苦咸，五味是也，皆象于地。辛甘淡者，地之阳也。酸苦咸者，地之阴也。此乃地之阴阳也。”其中，列温与热为天之阳，凉与寒为天之阴；辛甘淡为地之阳，酸苦咸为地之阴，进而将性、味合在一起，以阴中之阳、阳中之阴划分，则为“味之薄者，为阴中之阳，味薄则通，酸、苦、咸、平是也。味之厚者，为阴中之阴，味厚则泄，酸、苦、咸、寒是也。气之厚者，为阳中之阳，气厚则发热，辛、甘、温、热是也。气之薄者，为阳中之阴，气薄则发泄，辛、甘、淡、平、凉、寒是也。”对于不同性味的药物，指出其作用又有升降浮沉之分。其曰：“轻清成象（味薄，茶之类）本乎天者亲上，重浊成形（味厚，大黄之类）本乎地者亲下。”气之薄者为阳中之阳，其性质轻清象乎天之气，故多趋向上而喜升浮；味之厚者为阴中之阴，其质重浊象于地，故趋向下而沉降。其入于人体的走行，则如《内经》所言，清阳走四肢，浊阴归六腑，将其更细化为“气味辛甘发散为阳，酸苦涌泄为阴。清阳发腠理，清之清者也。清阳实四肢，清之浊者也。浊阴归六腑，浊之浊者也。浊阴走五脏，浊之清者也。”应用药物之性味法象于天地阴阳，归纳其药力之走行方向及具体作用。《东垣试效方·药象门·药性要旨》中概括不同性味药物的作用时说：“苦药平升，微寒平亦升。甘辛药平降，甘寒泻火。苦寒泄湿热，苦甘寒泄血热。”同时，在“升降者天地之气交”中，以茯苓、麻黄、附子、大黄等为例，以法象药类的理论，即气味厚薄不同的药物之升降浮沉之别，来阐释其功用。其云：“茯苓淡，为在天之阳也。阳当上行，何谓利水而泄下?《经》云：气之薄者，乃阳中之阴，所以茯苓利水而泄下。然而，泄下亦不离乎阳之体，故入手太阳。麻黄苦，为在地之阴也。阴当下行，何谓发汗而升上?《经》云：味之薄者，乃阴中之阳，所以麻黄升上而发汗。然而，升上亦不离乎阴之体，故入手太阴。附子，气之厚者，乃阳中之阳，故《经》云：发热。大黄，味之厚者，乃阴中之阴，故《经》云：泄下。粥淡，为阳中之阴，所以利小便。茶苦，为阴中之阳，所以清头目。"

2. 四时用药法象天地升降

李杲继承《素问·脏气法时论》中"合人形以法四时五行而治"的理论，并结合药物性味的升降浮沉以发挥之。以药物性味的升降沉浮与四时五行五脏相应建立药物应用的理论，此即法象用药的方法。此法继承并发扬了《内经》中关于四时生长收藏和升降浮沉的理论。正如《内外伤辨惑论·说病形有余不足当补当泻之理》所说："四时者，是春升、夏浮、秋降、冬沉，乃天地之升浮化降沉。化者，脾土中造化也，是为四时之宜也。"本于四时之浮沉变化，其用药治疗也必须符合其规律。《脾胃论·用药宜禁》阐述四时用药方法时说："论凡治病服药……必本四时升降之理，汗、下、吐、利之宜。大法春宜吐，象万物之发生，耕耨科斫，使阳气之郁者易达也。夏宜汗，象万物之浮而有余也。秋宜下，象万物之收成，推陈致新，而使阳气易收也。冬周密，象万物之闭藏，使阳气不动也。"具体而言，根据药物性味厚薄加以应用时，以诸风药，即味之薄者，补春夏之升浮，而泻秋收冬藏；以酸苦寒凉之剂，并淡味渗泄之药，补秋冬之沉降，并泻春夏之升浮。如《内外伤辨惑论·说病形有余不足当补当泻之理》云："但宜补之以辛甘温热之剂，及味之薄者，诸风药是也，此助春夏之升浮者也，此便是泻秋收冬藏之药也，在人之身，乃肝心也；但言泻之以酸苦寒凉之剂，并淡味渗泄之药，此助秋冬之降沉者也，在人之身，是肺肾也。"李杲还就“合人形以法四时五行而治”的理论进行发挥，结合药物性味在脏腑的喜恶与四时升降浮沉的应象关系，总结脏气法时升降浮沉补泻图（图 1）。

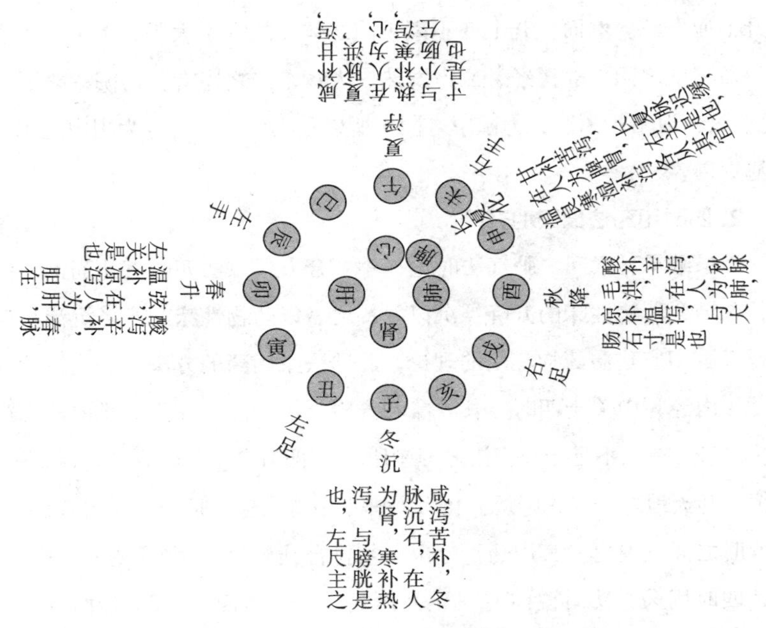

图 1　脏气法时升降浮沉补泻图

“五行相生，木、火、土、金、水，循环无端，惟脾无正形，于四季之末各旺一十八日，以生四脏。四季者，辰、戌、丑、未是也。人身形以应九野，左足主立春，丑位是也；左手主立夏，辰位是也；右手主立秋，未位是也；右足主立冬，戌位是也。戊湿，其本气平，其兼气温、凉、寒、热，在人以胃应之；己土，其本味咸，其兼味辛、甘、酸、苦，在人以脾应之。脾胃兼化，其病治之，各从其宜，不可定体；肝肺之病，在水火之间，逆顺传变不同，温凉不定，当求责耳”（《脾胃论·脏气法时升降浮沉补泻之图》）。

李杲根据四时五行变化的规律，论述人体五脏与自然的关系。关于五脏病变药食调治的法则，仍主要是运用药类法象理论。其在“方之正气味”中，阐述五方脏腑气味等之间的关系如下：“东方：甲风、乙木，其气温，其味甘，在人以肝胆应之。南方：丙热、丁火，其气热，其味辛，在人以心、小肠、三焦、包络应之。中央：戊湿，其本气平，其兼气温凉寒热，在人以胃应之。中央：己土，其本味咸，其兼味辛甘酸苦，在人以脾应之。西方：庚燥、辛金，其气凉，其味酸，在人以肺、大肠应之。北方：壬寒、癸水，其气寒，其味苦，在人以肾、膀胱应之。”此外，《东垣试效方·药象门·用药升降浮沉补泻法》中，还对脏腑之中用何种性味为补、何种性味为泻加以总结。其云：“肝、胆：味辛补酸泻；气温补凉泻（肝胆之经，前后寒热不同，逆顺互换，入求责法）。心、小肠：味咸补甘泻；气热补寒泻（三焦命门补泻同）。脾、胃：味甘补苦泻；气温凉寒热补泻各从其宜（逆从互换，入求责法）。肺、大肠：味酸补辛泻；气凉补温泻。肾、膀胱：味苦补咸泻；气寒补热泻。”其论脏腑之喜恶性味，基本是在《内经》理论基础上发挥的。张景岳在《类经·疾病类》中对于《内经》的解释，也可以解释李杲的理论。“木不宜郁，故欲以辛散之，顺其性者为补，逆其性者为泻；肝喜散而恶收，故辛为补，酸为泻之味”。“火性炎烈，甘则反其性而缓之，故泻心用甘；心欲软，咸则顺其性而软之，故补用咸”。“脾贵充合温厚，其性欲缓，故宜食甘以缓之”。“脾喜甘而恶苦，故苦为泻之”。“肺应秋，气主收敛，故宜食酸以收之。肺气宜聚不宜散，故酸收为补，辛散为泻”。“肾主闭藏，气贵周密，故肾欲坚，宜食苦以坚之也。苦能坚，故为补；咸能软坚，故为泻”。

李杲应用药类法象的理论，将药物分为风升生、热浮长、湿化成、燥降收、寒沉藏五类。“风升生：味之薄者，阴中之阳，味薄则通，酸苦咸平是也……热浮长：气之厚者，阳中之阳，气厚则发热，辛甘温热是也……

湿化成：戊，湿，其本气平，其兼气温凉寒热，在人以胃应之。己，土，其本味咸，其兼味辛甘咸苦，在人以脾应之……燥降收：气之薄者，阳中之阴，气薄则发泄，辛甘淡平寒凉是也……寒沉藏：味之厚者，阴中之阴，味厚则泄，酸苦咸气寒是也”（《东垣试效方·药象门》）。其中列出的药物都分别归入各类，还有对于药物气味与脏腑四时升降浮沉关系的论述，可以作为临床应用之参考。

李杲除在气味厚薄与四时五行五脏升降浮沉等方面探讨法象用药外，还直接以药物本身的根、梢、身，与人体三焦相对应。药物单用根的时候，也考虑有上中下，与人体的三焦相应。如王好古在《汤液本草·东垣用药心法》中说：“用药根梢身例：凡根之在土者，中半以上，气脉之上行也，以生苗者为根；中半以下，气脉之下行也，入土以为梢。病在中焦与上焦者，用根；在下焦者，用梢。根升而梢降。大凡药根有上中下：人身半以上，天之阳也，用头；在中焦用身；在身半以下，地之阴也，用梢。”其应用的理论，自然仍是法象理论，直接称“述类象形者也”。

（六）养生论

养生重生，防患于未然，不治已病治未病的思想，在《内经》理论中早已有之。王冰在整理《素问》之时，将论述养生思想的“上古天真论”列于全书之首，可见古代医家重视养生之一斑。李杲继承《内经》理论，也非常重视养生。因而，在《兰室秘藏·饮食劳倦门·劳倦所伤论》中引述《内经》的养生理论，言“夫上古圣人，饮食有节，起居有常，不妄作劳，形与神俱，百岁乃去”。《脾胃论·远欲》云：“名与身孰亲，身与货孰多，以隋侯之珠，弹千仞之雀，世必笑之，何取之轻而弃之重耶。”由此可以看出，其重视生命，强调养生，是显而易见的。李杲不仅在《脾胃论》中直接列出“远欲”“省言箴”“摄养”三篇阐述养生，在其他著作和篇章中也有关于养生防病的论述。以下就李杲的养生思想进行简要论述。

1. 养生当实元气

李杲重视保养脾胃，在《脾胃论》中特别强调“养生当实元气”。这也是李杲论养生的主旨。对于人之寿夭，李杲认为主要在于元气的盛衰。如《兰室秘藏·饮食劳倦门·脾胃虚损论》中说：“人寿应百岁……其元气消耗，不得终其天年。”元气的盛衰取决于脾胃，脾胃为元气之本。在《脾胃论·脾胃虚实传变论》里指出：“元气之充足，皆由脾胃之气无所伤而后能滋养元气。若胃气之本弱，饮食自倍，则脾胃元气既伤，而元气亦不能充。”并援引《素问·五常政大论》“阴精所奉其人寿，阳精所降其人夭”之论加以阐发，“阴精所奉，谓脾胃既和，谷气上升，春夏令行，故其人寿；阳精所降，谓脾胃不和，谷气下流，收藏令行，故其人夭”（《脾胃论·脾胃虚实传变论》）。李杲在《脾胃论》中又列“阴阳寿夭论”申明这一观点。其曰：“人之脾胃也，脾主五脏之气，肾主五脏之精，皆上奉于天。二者俱主生化，以奉升浮，是知春生夏长，皆从胃中出也。故动止饮食，各得其所，必清必净，不令损胃之元气，下乘肾肝，及行秋冬殒杀之令，则亦合于天数耳。”此中虽也言重视肾，但主要讨论脾胃在其中的作用。《脾胃论·饮食劳倦所伤始为热中论》中更明确地提出：“究乎生死之际，所著《内经》悉言人以胃气为本。”《脾胃论·脾胃虚则九窍不通论》曰：“胃之一腑病，则十二经元气皆不足。气少则津液不行，津液不行则血亏。故筋、骨、皮、肉、血、脉皆弱，是气血俱羸弱矣……凡有此病者虽不变易他疾，已损其天年。”一言以蔽之，脾胃病则元气衰；元气衰则折人寿，李杲养生学术思想的精髓亦即在此。

2. 饮食有节

保养元气的原则即调和脾胃，其中最重要的就是饮食的调节。李杲认为，疾病发生的主要原因之一就是饮食失宜。饮食贵在有节，进食定量、定时谓之饮食有节。饮食有节是健康的基本条件。过饥、过饱都会发生疾病。过饥，则摄养不足，化源缺乏，终致气血不足，正气虚弱，易为外邪所侵而导致疾病。过饱，则“饮食自倍，肠胃乃伤”；暴饮暴食，脾胃难以运化，必导致饮食阻滞。饮食结构合理，五味调和，寒热适中，无所偏嗜，才能保持人体健康，使人得以享其天年。《素问·生气通天论》云：“味过于咸，大骨气劳，短肌，心气抑。味过于甘，心气喘满，色黑，肾气不衡。味过于苦，脾气不濡，胃气乃厚。味过于辛，筋脉沮弛，精神乃央。是故谨和五味，骨正筋柔，气血以流，腠理以密，如是则骨气以精，谨道如法，长有天命。”李杲在《内外伤辨惑论·脾胃虚损论》中说：“内伤饮食，固非细事，苟妄服食药，而轻生损命，其可乎哉！”并强调指出：“夫饮食不节则胃病，胃病则气短精神少而生大热，有时而显火上行，独燎其面。《黄帝针经》云：‘面热者，足阳明病。’胃既病，则脾无所禀受，脾为死阴，不主时也，故亦从而病焉。”（《脾胃论·脾胃胜衰论》）对于具体的饮食调摄方法，李杲在著作中也有论述。如“饮食者热无灼灼，寒无沧沧，寒温适中”；“大热能食而渴，喜寒饮，当从权以饮之，然不可耽嗜。如冬寒喜热物，亦依时暂食”；不宜“先饮酒，而后伤寒冷之食，及伤热食冷水与冰”；“酒性大热，已伤元气”；“饱食太甚，病乃大作”；“饮食必清必净”；“饥而睡不安，则宜少食；饱而睡不安，则少行坐”；“至于五味，口嗜而欲食之，必自裁制，勿使过焉，过则伤其正也”。此言饮食忌过寒过热，不可过饱，不可多饮酒，不可五味偏嗜等。

3. 法于四时，起居有常

李杲强调指出，自然界的时序变迁、温热寒凉、升降浮沉对人体是有影响的；人若能适应寒、热、温、凉的四时气候，作息有一定规律，可避免过寒、过热对人体的影响和刺激；饮食有节，不过饥、过饱，不暴喜、暴怒，保持心平气和，则身体自然健康。不然的话，由于内伤、外感损伤脾胃，使元气下陷，会出现四肢无力、泄泻不止等诸多病证。假如时令只有秋冬的沉降，而无春夏的升浮，使生长的功能陷于肃杀之气之中而不能升浮，就会发生疾病；假如有春夏而无秋冬，同样会发生疾病。要明白四时升降浮沉的道理，才知道气候变化对人体的影响。这就要求我们要善于观察，掌握气候变化的规律，以预防疾病的发生。正如李杲所说："若夫顺四时之气，起居有时，以避寒暑。饮食有节，及不暴喜怒以颐神志，常欲四时均平而无偏胜则安。不然损伤脾（胃），真气下溜，或下泄而久不能升，是有秋冬而无春夏，乃生长之用陷于殒杀之气，而百病皆起；或久升而不降亦病焉。"（《脾胃论·天地阴阳生杀之理在升降浮沉之间论》）李杲还强调，不顺四时，或起居失常，则损伤脾胃。《脾胃论·天地阴阳生杀之理在升降浮沉之间论》中具体指出，"春气温和，夏气暑热，秋气清凉，冬气冷冽……若夫顺四时之气，起居有时，以避寒暑，一常欲四时均平而无偏胜则安。不然损伤脾（胃），真气下溜"；"人之不避大寒伤形，大热伤气"；"寒暑过度，生乃不固"；"冬阳气伏藏于水土之下，如非常泄精，阳气已竭，则春令从何而得，万化俱失"。在具体的养生方法上，论及"忌浴当风、汗当风，须以手摩汗孔合；遇卒风暴寒衣服不能御者，则宜争努周身之气以当之……如衣薄而气短，则添衣，于无风处居止。气尚短，则以沸汤一碗熏其口鼻即不短也。如衣厚于不通风处居止而气短，则宜减衣摩汗孔合，于漫风处居止。如久居高屋，或天寒阴湿所遏令气短者，亦如前法熏之"（《脾胃论·摄养》）。

4. 调畅情志

李杲认为，凡是忿怒、悲忧、思虑、恐惧等七情因素都对元气有影响。《脾胃论·安养心神调治脾胃论》中引《素问·灵兰秘典论》"心者君主之官，神明出焉"，认为"凡怒、忿、悲、思、恐惧，皆损元气"。假如阴火炽盛，侵凌于心，干扰心神不得安宁，则会引起心火亢盛。《脾胃论·饮食劳倦所伤始为热中论》云："喜、怒、忧、恐，损耗元气，既脾胃气衰，元气不足，而心火独盛。”由于五志过极皆为热甚，脾胃机能受制，阴火乘虚上凌，干扰心神，更引起心火独盛。又曰：“夫阴火之炽盛，由心生凝滞，七情不安故也。心脉者神之舍，心君不宁，化而为火，火者七神之贼也。故曰阴火太盛，经营之气不能颐养于神，乃脉病也。神无所养，津液不行，不能生血脉也。心之神，真气之别名也。得血则生，血生则脉旺。脉者神之舍，若心生凝滞，七神离形，而脉中惟有火矣。”（《脾胃论·安养心神调治脾胃论》）可见，这种阴火对于心神是有害的，火乱于心而使心神不安。脉为神气之舍，倘若心气阻滞，神气就会离开形体而消失，血脉中只有阴火了。如何防止其产生呢？自然是调畅情志，如“心无凝滞，或生欢欣，或逢喜事……或眼前见欲爱事，则慧然如无疾矣。盖胃中元气得舒伸故也”（《脾胃论·安养心神调治脾胃论》）。李杲认为，或是启发患者的乐观情绪，或是保持心情愉快，或是天气晴朗，或是居住条件适合，或是饮食对味，或是接触到一些喜闻乐见的事物，就会顿时心情开朗，因为“脾在志为思”“思则气结”，心情开朗，就能使脾胃中的元气得到舒展。

5. 远欲省言

李杲在《脾胃论·远欲》和《脾胃论·省言箴》两篇中专门提出，要保持身体健康而形体不早衰，就要远嗜欲和省言语以养元气。《脾胃论·远欲》云：“名与身孰亲，身与货孰多，以隋侯之珠，弹千仞之雀，世必笑之，何取之轻而弃之重耶……安于淡薄，少思寡欲，省语以养气，不妄作劳以养形，虚心以维神，寿夭得失安之于数，得丧既轻，血气自然谐和，邪无所容，病安增剧？苟能持此，亦庶几于道，可谓得其真趣矣。”相对于名利和欲望，身体的健康是最主要的，故要注意养生。具体做法有少思、寡欲、省言、不妄劳作等。《脾胃论·省言箴》云：“气乃神之祖，精乃气之子。气者，精神之根蒂也。大矣哉，积气以成精，积精以全神，必清必静，御之以道，可以为天人矣。有道者能之，予何人哉，切宜省言而已。”强调少言语有益于保养气与精神。《内外伤辨惑论·饮食自倍肠胃乃伤分而治之》亦曰:"如能慎言语，节饮食，所谓治未病也。"李杲根据《素问》中少思寡欲的养生主旨，提出行之有效的"远欲"方法，即安于淡泊以养肝气、少思以养心气、寡欲以养肾气、省言语以养肺气、劳逸适度以养脾气；个人得失不介于怀，气血自然调和，则"正气存内，邪不可干"。李杲晚年应诊繁忙，自己感到言语过多，损伤元气，故作"省言箴"以自警，并把这些预防疾病的经验，附于书末。

6. 劳逸结合，不妄劳作

李杲根据《素问·调经论》"有所劳倦，形气衰少，谷气不盛，上焦不行，下脘不通，胃气热，热气熏胸中，故内热"，《素问·举痛论》"劳则气耗……劳则喘息汗出，内外皆越，故气耗矣"的理论，明确提出劳倦伤脾胃。脾胃为元气之本，劳倦则损伤脾胃，必然使元气受损。李杲认为，劳力过度致脏气虚少，可出现少气无力、四肢困倦、懒于语言、精神疲惫、形体消瘦等症状。在李杲的脾胃内伤理论中，过度劳倦为重要的病因之一。同时，劳逸有常，不妄劳作，也是养生中所要注重的。"若劳役妄作，则百脉争张，血脉沸腾，精气竭绝"(《医学发明·本草十剂》)，故《脾胃论·远欲》言"不妄作劳以养形"。

总之，李杲的养生思想，以《内经》的养生理论为基础，结合其重视饮食劳倦，内伤脾胃的主导思想，基于"养生当实元气"论，强调饮食有节、调畅情志、起居有常、合于四时之化、不妄劳作、远欲省言、少思寡欲的养生法则。

（七）创制方剂

1. 补脾胃泻阴火升阳汤

【来源】《脾胃论》。

【组成】柴胡一两五钱　甘草炙，一两　黄芪一两　苍术泔浸一两，去黑皮，切作片子，日曝干，锉碎炒　羌活一两　升麻八钱　人参　黄芩以上各七钱　黄连去须，酒制，五钱，炒　石膏少许，长夏微用，过时去之，从权

【用法】上件㕮咀，每服三钱，水二盏，煎至一盏，去渣，大温服，早饭后、午饭前，间日服。服药之时，宜减食，宜美食。服药讫，忌语话一二时辰许及酒、湿面、大料物之类，恐大湿热之物，复助火邪而愈损元气也。亦忌冷水及寒凉淡渗之物及诸果，恐阳气不能生旺也。宜温食及薄滋味，以助阳气。

【功效】补脾胃，升阳气，泻阴火。

【主治】治饮食劳倦伤脾，火邪乘虚而生大热，右关脉浮弱或弦或数。

【方解】本方证为饮食劳倦损伤脾胃，导致阳气下陷，阴火上逆。本方治以补脾胃，升阳气，泻阴火。方中柴胡升阳气以为君；黄芪、人参、甘草，甘温而补益脾胃，升阳固表；苍术、羌活燥湿，使湿邪不能蒙蔽清阳；黄芩、黄连，以苦寒而泻阴火；长夏之时过于湿热，故加石膏少许，以助之，过其时则去之，恐过于苦寒而伤气。黄芩、黄连须以酒制，引苦、甘、寒药至于顶，复入肾肝之下，为升降浮沉之道，寓泻阴火于升发阳气之中。以升麻助柴胡之升发。

2. 升阳益胃汤

【来源】《脾胃论》《内外伤辨惑论》。

【组成】黄芪二两　半夏汤洗，此一味脉涩者宜用　人参去芦　甘草炙，以上各一两　防风以其秋旺，故以辛温泻之　白芍药　羌活　独活以上各五钱　橘皮不去穰，四钱　茯苓小便利不渴者勿用　泽泻不淋勿用　柴胡　白术以上各三钱　黄连二钱

【用法】上㕮咀，每服三钱，生姜五片，枣二枚，去核，水三盏，同煎至一盏，去渣，温服，早饭、午饭之间服之。禁忌如前。其药渐加至五钱止。

【功效】益气升阳，清热除湿。

【主治】治脾胃虚，则怠惰嗜卧，四肢不收；时值秋燥令行，湿热少退，体重节痛，口干舌干，饮食无味，大便不调，小便频数，不欲食，食不消；兼见肺病，洒淅恶寒，惨惨不乐，面色恶而不和。

【加减】服药后，如小便罢而病增剧，则不宜利小便，当少去茯苓、泽泻。

【方解】本方治疗脾胃虚弱，清阳不升，阴火上逆于肺，湿邪阻遏脾胃气机所致病证。方中黄芪、人参、炙甘草，甘温补益脾胃，升阳固表，以为君药；白术、茯苓、半夏、橘皮益胃化湿；柴胡、防风、羌活、独活等诸风药以升阳举陷；黄连以泄余热，泽泻引湿热下行；白芍敛阴和营，收肺气之散，并制约诸风药之辛燥。诸药合用，共奏益气升阳、清热除湿之功。

3. 通气防风汤

【来源】《脾胃论》《内外伤辨惑论》。

【组成】柴胡　升麻　黄芪以上各一钱　羌活　防风　橘皮　人参　甘草以上各五分　藁本三分　青皮　白豆蔻仁　黄柏以上各二分

【用法】上㕮咀，都作一服，水二大盏，煎至一盏，去渣，温服，食后。

【功效】祛风除热益肺。

【主治】小便遗失者，肩背痛，不可回顾。

【方解】本方证中“小便遗失”，是由于肺气虚弱，肾气不固，膀胱失约，故以人参、黄芪补之；若用人参、黄芪，尿失禁不愈，则属肾与膀胱有热所迫，可以黄柏、生地黄泄热清火。肩背痛，不可回顾，是由于手太阳小肠经脉起于小指外侧端，沿手背、上肢外侧后缘，过肘部，到肩关节后面，绕肩胛部，交肩上，前行入缺盆，络心；缺盆部支脉，沿着颈部，上达面颊，至目外眦，故有此症状。

4. 羌活胜湿汤

【来源】《脾胃论》《内外伤辨惑论》。

【组成】羌活　独活以上各一钱　甘草炙　藁本　防风以上各五分　蔓荆子三分　川芎二分

【用法】上件㕮咀，都作一服，水二盏，煎至一盏，去渣，温服，食后。

【功效】祛风除寒湿。

【主治】脊痛项强，腰似折，项似拔，上冲头痛。

【加减】如身重，腰沉沉然，乃经中有湿热也，更加黄柏一钱，附子半钱，苍术二钱。

如腿脚沉重无力者，加酒洗汉防己半钱，轻则附子，重则乌头少许，以为引用而行经也。

如卧而多惊，小便淋溲者，邪在少阳、厥阴，亦用太阳经药，更加柴胡半钱。如淋，加泽泻半钱。此下焦风寒二经合病也。经云：肾肝之病同一治，为俱在下焦，非风药行经不可也。

如大便后有白脓，或只便白脓者，因劳役气虚，伤大肠也，以黄芪人参汤补之；如里急频见者，血虚也，更加当归。

如肺胀，膨膨而喘咳，胸高气满，壅盛而上奔者，多加五味子，人参次之，麦门冬又次之，黄连少许。

如甚则交两手而瞀者，真气大虚也。若气短，加黄芪、五味子、人参；气盛，加五味子、人参、黄芩、荆芥穗；冬月，去荆芥穗，加草豆蔻仁。

如嗌痛颔肿，脉洪大，面赤者，加黄芩、桔梗、甘草各五分。

如耳鸣，目黄，颊颔肿，颈、肩、臑、肘、臂外后廉痛，面赤，脉洪大者，以羌活、防风、甘草、藁本，通其经血；加黄芩、黄连消其肿；以人参、黄芪益其元气，而泻其火邪。

如脉紧者寒也，或面白善嚏，或面色恶，皆寒也，亦加羌活等四味。当泻足太阳，不用连、芩，少加附子以通其脉；面色恶，多悲恐者，更加桂、附。

如便白脓，少有滑，频见污衣者，气脱，加附子皮，甚则加米壳。

如气涩者，只以甘药补气，当安卧不语，以养其气。

【方解】方证中“脊痛项强，腰似折，项似拔，上冲头痛”，是由于足太阳膀胱经气郁阻。足太阳膀胱经起于目内眦，上额，交会于颠顶；直行者，从头顶入里联络于脑，回出分别下行到项后，沿着肩胛内侧，夹脊柱，到达腰部，进脊柱两旁的肌肉，入体腔，络肾，属膀胱。今风湿之邪阻于足太阳膀胱经，故出现上述症状。方中以羌活、独活、防风、藁本、蔓荆子、川芎等风药除湿发散，并加甘草，诸药合而为辛甘发散之剂，则升发阳气，发散卫表，使微微汗出，除风湿之邪，亦为升阳除湿之用。

5. 补中益气汤

【来源】《脾胃论》《内外伤辨惑论》。

【组成】黄芪病甚，劳役，热甚者一钱　甘草炙，以上各五分　人参去芦，三分，有嗽去之　当归身二分，酒焙干，或日干，以和血脉　橘皮不去白，二分或三分，以导气，又能益元气，得诸甘药乃可，若独用泻脾胃　升麻二分或三分，引胃气上腾而复其本位，便是行春升之令　柴胡二分或三分，引清气，行少阳之气上升　白术三分，除胃中热，利腰脊间血

【用法】上件药㕮咀，都作一服，水二盏，煎至一盏，量气弱气盛，临病斟酌水盏大小，去渣，食远，稍热服。

【功效】补中益气，升阳举陷。

【主治】劳役过度，饮食失节，四肢倦怠，口干身热，手心蒸热，手背不热，时或头痛，微恶风寒，自常汗出，或气高而喘，身热而烦，其脉洪大无力，或脉微细软弱，或惟右脉虚大。凡中气虚弱而不能摄血，或中气

不足而误用克伐；或饮食劳倦而患疟痢，脾胃气虚而久不能愈；或腠理不密，易伤风寒，微邪凑肺而咳嗽不已；或病久元气下陷，或伤恐元气不升；或元气虚弱，感冒风寒，不胜发表；或入房之后，劳役感冒；或劳役感冒而后入房，或阳气不升而头晕作眩，额上喜温而渐愈等证。

【加减】如腹中痛者，加白芍药五分，炙甘草三分。如恶寒冷痛者，加去皮中桂一分或三分，桂心是也。如恶热喜寒而腹痛者，于已加白芍药二味中更加生黄芩三分或二分。如夏月腹痛，而不恶热者亦然，治时热也。如天凉时恶热而痛，于已加白芍药、甘草、黄芩中，更少加桂。如天寒时腹痛，去芍药，味酸而寒故也，加益智三分或二分，或加半夏五分，生姜三片。

如头痛，加蔓荆子二分或三分。如痛甚者，加川芎二分。如顶痛脑痛，加藁本三分或五分。如苦痛者，加细辛二分，华阴者。诸头痛者，并用此四味足矣。

如脐下痛者，加真熟地黄五分，其痛立止；如不已者，乃大寒也，更加肉桂去皮，二分或三分。《内经》所说少腹痛，皆寒证，从复法相报中来也。《经》云：大胜必大复，从热病中变而作也，非伤寒厥阴之证也。仲景以抵当汤并丸主之，乃血结下焦膀胱也。如胸中气壅滞，加青皮二分；如气促、少气者，去之。

如身有疼痛者，湿；若身重者，亦湿，加去桂五苓散一钱。如风湿相搏，一身尽痛，加羌活、防风、藁本根，以上各五分，升麻、苍术以上各一钱，勿用五苓。所以然者，为风药已能胜湿，故别作一服与之。如病去，勿再服，以诸风之药，损人元气，而益其病故也。

如大便秘涩，加当归梢一钱；闭涩不行者，煎成正药，先用一口，调玄明粉五分或一钱，得行则止。此病不宜下，下之恐变凶证也。

如久病痰嗽者，去人参；初病者，勿去之。冬月或春寒，或秋凉时，各宜加不去根节麻黄五分。如春令大温，只加佛耳草三分，款冬花一分。如夏月病嗽，加五味子三十二枚，麦门冬去心，二分或三分。如舌上白滑苔者，是胸中有寒，勿用之。如夏月不嗽，亦加人参三分或二分，并五味子、麦门冬各等分，救肺受火邪也。

如患者能食而心下痞，加黄连一分或三分。如不能食，心下痞，勿加黄连。

如胁下痛，或胁下急缩，俱加柴胡三分，甚则五分。

【方解】补中益气汤主治内伤脾胃，元气不足，阴火上冲之证，为甘温除热之代表方剂。治疗法则是用味辛甘性温之剂补脾胃之气，升发脾阳；用味甘性寒之剂泻阴火。黄芪味甘性微温，入肺脾经，益气固表，为君药；人参味甘性温，补肺益脾，炙甘草味甘性微温，补脾益气，白术味甘苦性温，健脾燥湿，三药共收补中益气之功，为臣药；橘皮理气，当归和血，为佐药；升麻、柴胡升举下陷清阳，为使药。其立方大旨为补气升阳，张景岳云："补中益气一汤，允为东垣独得心法，本方以升，柴助升气，以参、术、归、芪助阳气，此意诚尽善然。"后世医家清代蔡贻绩言"补中益气汤开万世无穷之利"。

6. 调中益气汤

【来源】《脾胃论》《兰室秘藏》。

【组成】黄芪一钱　人参去芦头，有嗽者去之　甘草　苍术以上各五分　柴胡一味为上气不足，胃气与脾气下溜，乃补上气，从阴引阳也　橘皮如腹中气不运转，更加一分　升麻以上各二分　木香一分或二分

【用法】上件锉麻豆大，都作一服，水二大盏，煎至一盏，去渣，带热，宿食消尽服之。宁心绝思，药必神效。盖病在四肢血脉，空腹在旦是也。

【功效】补益升阳，行气和胃。

【主治】四肢满闷，肢节烦疼，难以屈伸，身体沉重，烦心不安，忽肥忽瘦，四肢懒倦，口失滋味，腹难舒伸，大小便清利而数，或上饮下便；或大便涩滞不行，一二日一见；夏月飧泄，米谷不化；或便后见血，见白脓，胸满短气，膈咽不通；或痰嗽稠黏，口中沃沫，食入反出，耳鸣耳聋，目中流火，视物昏花，胬肉红丝，热壅头目，不得安卧，嗜卧无力，不思饮食，夫脉弦洪缓，而沉按之中之下得时一涩。

【方解】李杲创制调中益气汤，主要用于治疗脾虚湿困，消化功能失调，谷气下溜，阳气下陷之证。方中黄芪、人参、炙甘草味甘性温，补益元气；柴胡、升麻升举下陷清阳；橘皮、木香理气调中；苍术健脾燥湿。

7. 清暑益气汤

【来源】《脾胃论》《内外伤辨惑论》。

【组成】黄芪汗少减五分　苍术泔浸，去皮　升麻以上各一钱　人参去芦　泽泻　神曲炒黄　橘皮　白术以上各五分　麦门冬去心　当归身　炙甘草以上各三分　青皮去白，二分半　黄柏酒洗，去皮，二分或三分　葛根二分　五味子九枚

【用法】上件同㕮咀，都作一服，水二大盏，煎至一盏，去渣，大温服，食远。剂之多少，临病斟酌。

【功效】清暑益气，祛湿滋阴。

【主治】四肢困倦，精神短少，懒于动作，胸满气促，肢节沉疼；或气高而喘，身热而烦，心下膨痞，小便黄而数，大便溏而频；或痢出黄如糜，或如泔色；或渴或不渴，不思饮食，自汗体重；或汗少者，血先病而气不病也。其脉中得洪缓，若湿气相搏，必加之以迟。迟，病虽互换少差，其天暑湿令则一也。

【加减】如汗大泄者，津脱也，急止之。加五味子十枚，炒黄柏五分，知母三分。此按而收之也。

如湿热乘其肾肝，行步不正，脚膝痿弱，两脚欹侧，已中痿邪，加酒

洗黄柏、知母，以上各五分，令两足涌出气力矣。

如大便涩滞，隔一二日不见者，致食少，乃血中伏火而不得润也。加当归身、地黄，以上各五分，桃仁泥、麻仁泥，以上各一钱，以润之。

【方解】清暑益气汤主要用于治疗饮食劳倦，损伤脾胃，脾胃元气先虚，暑湿之邪乘虚而入，耗气伤津之证。方中黄芪、人参、炙甘草甘温益气；白术、苍术、泽泻健脾燥湿；葛根解肌退热，生津，促胃气上行津液；橘皮、青皮、神曲行气调中；麦冬、五味子滋阴；黄柏泻阴火。诸药合用，清暑湿而益元气。《脾胃论・长夏湿热胃困尤甚用清暑益气汤论》阐释说："《内经》曰：阳气者，卫外而为固也，炅则气泄。今暑邪干卫，故身热自汗，以黄芪甘温补之为君；人参、橘皮、当归、甘草甘微温，补中益气为臣；苍术、白术、泽泻渗利而除湿，升麻、葛根甘苦平，善解肌热，又以风胜湿也。湿胜则食不消而作痞满，故炒曲甘辛，青皮辛温，消食快气。肾恶燥，急食辛以润之，故以黄柏苦辛寒，借甘味泄热补水；虚者滋其化源，以人参、五味子、麦门冬，酸甘微寒，救天暑之伤于庚金为佐，名曰清暑益气汤。"王孟英《温热经纬》云："东垣之方，虽有清暑之名，而无清暑之实。"另创清暑益气汤，由西洋参、石斛、麦冬、黄连、竹叶、荷梗、知母、甘草、粳米、西瓜翠衣组成，主治暑湿伤气，四肢困倦，精神减少，身热气高，心烦溺黄，口渴自汗，脉虚者。

8. 升阳除湿防风汤

【来源】《脾胃论》。

【组成】苍术泔浸，去皮净，四两　防风二钱　白术　白茯苓　白芍药以上各一钱

【用法】上件㕮咀，除苍术另作片子，水一碗半，煮至二大盏，内诸药，同煎至一大盏，去渣，稍热服，空心食前。

【功效】健脾燥湿，升阳。

【主治】大便秘塞，或里急后重，数至圊而不能便；或少有白脓，或少有血。

【方解】升阳除湿防风汤主要用于治疗由于脾胃元气不足，运化失职，清气下陷，出现大便闭塞、下痢、飧泄。该方重在升举下陷之阳气，使清阳得升，浊阴得降，大便就会恢复正常。药用苍术辛温燥烈，升清阳而开诸郁，白术、白茯苓健脾利湿，防风辛温胜湿而升阳，白芍酸寒敛阴而和脾。如此则阳气得升，脾胃健运，则湿浊自化。李杲曰："下者举之，得阳气升腾而去矣。"

9. 升阳汤

【来源】《脾胃论》。

【组成】柴胡　益智仁　当归身　橘皮以上各三分　升麻六分　甘草二钱　黄芪三钱　红花少许

【用法】上㕮咀，分作二服，每服二大盏，煎至一盏，去渣，稍热服。

【功效】升阳益气止泻。

【主治】治一日大便三四次，溏而不多，有时泄泻，腹中鸣，小便黄。

【方解】李杲用升阳汤治疗大便溏泄、腹中鸣，取其升清止泻功用，重用黄芪甘温益气，橘皮理气，当归、红花活血，益智仁温中止泻，甘草调药和中护胃，用阳药升麻、柴胡，取其升发之性，使清阳得升，浊气得降，升降相因，恢复脾胃升降枢纽之功，如此则泄泻得止。

10. 黄芪人参汤

【来源】《脾胃论》，又名黄芪人参五味子麦门冬汤。

【组成】黄芪一钱，如自汗过多，更加一钱　升麻六分　人参去芦　橘皮不去白　麦门冬去心　苍术无汗更加五分　白术以上各五分　黄柏酒洗，以救水之源　炒曲以上三分　当归身酒洗　炙甘草以上各二分　五味子九个

【用法】上件同㕮咀。都和一服，水二盏，煎至一盏，去渣，稍热服，

食远或空心服之。忌酒、湿面、大料物之类，及过食冷物。

【功效】补益脾肺，祛湿和中。

【主治】怠惰嗜卧，四肢不收，精神不足，两脚痿软，遇早晚寒厥，日高之后，阳气将旺，复热如火，乃阴阳气血俱不足；故或热厥而阴虚；或寒厥而气虚，口不知味，目中溜火，而视物䀮䀮无所见，小便频数，大便难而结秘，胃脘当心而痛，两胁痛或急缩，脐下周围如绳束之急，甚则如刀刺，腹难舒伸；胸中闭塞，时显呕哕；或有痰嗽，口沃白沫，舌强；腰、背、胛、眼皆痛，头痛时作；食不下，或食入即饱，全不思食，自汗尤甚。

【加减】如心下痞闷，加黄连二分或三分；如胃脘当心痛，减大寒药，加草豆蔻仁五分；如胁下痛或缩急，加柴胡二分或三分；如头痛，目中溜火，加黄连二分或三分，川芎三分；如头痛，目不清利，上壅上热，加蔓荆子、川芎，以上各三分，藁本、生地黄，以上各二分，细辛一分；如气短，精神如梦寐之间，困乏无力，加五味子九个；如大便涩滞，隔一二日不见者，致食少，食不下，血少，血中伏火而不得润也，加当归身、生地黄、麻子仁泥，以上各五分，桃仁三枚（汤泡去皮尖，另研）；如大便通行，所加之药勿再服。

如大便又不快利，勿用别药，少加大黄（煨）五分。如不利者，非血结血秘而不通也，是热则生风，其患者必显风证，单血药不可复加之，止常服黄芪人参汤药，只用羌活、防风，以上各五钱，二味，㕮咀，以水四盏，煎至二盏，去渣，空心服之，其大便必大走也，一服便止。

如胸中气滞加青皮，用清香可爱者一分或二分，并去白橘皮倍之，去其邪气。此病本元气不足，惟当补元气，不当泻之；如气滞大甚，或补药大过，或患者心下有忧滞郁结之事，更加木香、缩砂仁，以上各二分或三分，白豆蔻仁二分，与正药同煎；如腹痛不恶寒者，加白芍药五分，黄芩二分，却减五味子。

痿者，四肢痿软而无力也，其心烦冤不止。厥者，气逆也，甚则大逆，故曰厥逆。其厥痿多相须也，于前已立黄芪人参五味子麦门冬汤中，每服加白茯苓二分，泽泻四分，猪苓、白术，以上各一分。如小便快利，不黄涩者，只加泽泻二分，与二术上下分消其湿。如行步不正，脚膝痿弱，两足欹侧者，已中痿邪，加酒洗黄柏、知母三分或五分，令二足涌出气力矣。

如汗大泄者，津脱也，急止之，加五味子六枚，炒黄柏五分，炒知母三分。

【方解】本方所主治之证，为脾胃虚弱，感受暑湿，暑湿伤津耗气，故气虚或阴虚所致的痿证与厥证。方中以黄芪、人参、白术、炙甘草补气健脾，当归补血和阳，麦冬、五味子生津，苍术燥湿，橘皮、神曲消食和中，黄柏清热燥湿，升麻升举阳气。诸药合用，则补益脾胃之气，清阳得升，湿邪祛而津液自生，气机伸，诸症尽去。

11. 清神益气汤

【来源】《脾胃论》。

【组成】茯苓　升麻以上各二分　泽泻　苍术　防风以上各三分　生姜五分　青皮一分　橘皮　生甘草　白芍药　白术以上各二分　人参五分　黄柏一分　麦门冬　人参以上各二分　五味子三分

【用法】上件，锉，如麻豆大。都作一服，水二盏，煎至一盏，去渣，稍热空心服。

【功效】补脾升阳，祛湿清热。

【主治】身面目睛俱黄，小便或黄或白，大便不调，饮食减少，气短上气，怠惰嗜卧，四肢不收。

【方解】主要用于治疗素有脾胃虚损而患肝病，出现眼疾、黄疸者。李杲认为，有些医生治疗该证时见患者有眼疾，便采用“泻肝散”治疗，非但未愈，病情更加严重。其原因是患者脾胃虚弱，而“泻肝散”中的大黄、牵牛为苦寒泻下药，虽能除湿热，但苦寒伤胃，导致标病未除而正气更虚。因此，对该证的治疗，应当注重补脾胃肺本脏之虚，兼泄经络湿热，标本兼治，治宜清神益气汤，补脾胃、升阳气、清湿热。

12. 升阳散火汤

【来源】《脾胃论》《内外伤辨惑论》，《兰室秘藏》名柴胡升麻汤。

【组成】生甘草二钱　防风二钱五分　炙甘草三钱　升麻　葛根　独活　白芍药　羌活　人参以上各五钱　柴胡八钱

【用法】上件㕮咀，每服秤半两，水三大盏，煎至一盏，去渣，稍热服。忌寒凉之物及冷水月余。

【功效】祛风升阳，散火益气。

【主治】治男子妇人四肢发热，肌热，筋痹热，骨髓中热，发困，热如燎，扪之烙手之。

【方解】李杲创制的升阳散火汤，主要用于治疗血虚，或胃虚过食冷物导致元气运行郁滞不畅，阳气抑遏脾胃，出现的各种发热证。该方根据《素问·六元正纪大论》“火郁发之”的原则，补益中气，升发脾阳，发散郁火，实现退热作用。以人参、甘草之甘温益气，用升麻、柴胡、葛根，以升发脾中清气，并引甘温之药力上行，使元气充于皮毛，阳气得以卫外。同时，又辅以羌活、独活、防风等诸风药。《脾胃论·脾胃胜衰论》中谈到风药作用时说：“泻阴火以诸风药，升发阳气以滋肝胆之用，是令阳气生，上出于阴分，末用辛甘温药接其升药，使大发散于阳分，而令走九窍也。”此为升阳与益气相辅相成，而甘温发散，发越脾气之郁，同时将肌肤之燥热发散，则被郁之脾气阳气得以伸，阴火得以散。

13. 清胃散

【来源】《脾胃论》《兰室秘藏》。

【组成】生地黄　当归身以上各三分　牡丹皮半钱　黄连拣净，六分。如黄连

不好，更加二分；如夏月倍之。大抵黄连临时增减无定　升麻一钱

【用法】上为细末，都作一服，水一盏半，煎至七分，去渣，放冷服之。

【功效】凉血清胃。

【主治】上下牙痛不可忍，牵引头脑满热，发大痛，喜寒恶热。

【方解】本方主要用于治疗因服补胃热药所致胃热上冲，出现上下牙痛不可忍，牵引头脑满热，齿喜寒恶热者。该方重在清胃凉血，有“火郁发之”之意。方中黄连苦寒清泻胃之实火；升麻清热解毒，升而能散，可宣达郁热，有“火郁发之”之意，与黄连配伍，则泻火而无寒凉阻遏之患；升麻得黄连，则散火而无升火之虞。胃热而阴虚为之损，故以生地黄凉血滋阴，牡丹皮清热凉血，当归养血和血。升麻兼为引经之药。

14. 升阳除湿汤

【来源】《脾胃论》《兰室秘藏》。

【组成】甘草　大麦蘖面如胃寒腹鸣者加　陈皮　猪苓以上各三分　泽泻　益智仁　半夏　防风　神曲　升麻　柴胡　羌活以上各五分　苍术一钱

【用法】上㕮咀，作一服，水三大盏，生姜三片，枣一枚，同煎至一盏，去渣，空心服。

【功效】升阳除湿和胃。

【主治】脾胃虚弱，不思饮食，肠鸣腹痛，泄泻无度，小便黄，四肢困弱。

【方解】升阳除湿汤主要用于治疗脾虚湿胜所致不思饮食，肠鸣腹痛，泄泻无度，小便黄，四肢困弱。该方升阳除湿、和中止泻，药用柴胡、升麻升举脾胃之阳气，羌活、防风等助柴胡、升麻舒展阳气，又能燥湿；炙甘草健脾益气。如此则阳气得升，脾胃健运，则湿浊自化，泄泻自止。其法主要以风药升发清阳，如李杲所言：“湿寒之胜，助风以平之。又曰：下者举之，得阳气升腾而去矣。”（《脾胃论·调理脾胃治验治法用药若不明升

降浮沉差互反损论》)

15. 五苓散

【来源】《脾胃论》。

【组成】桂一两 茯苓 猪苓 白术以上各一两五钱 泽泻二两五钱

【用法】上为细末，每服二钱，热汤调服，不拘时候；服讫，多饮热汤，有汗出即愈。如瘀热在里，身发黄瘅，浓煎茵陈汤调下，食前服之。如瘅发渴及中暑引饮，亦可用水调服。

【功效】清热利湿。

【主治】治烦渴饮水过多，或水入即吐，心中淡淡，停湿在内，小便不利。

【方解】李杲认为，饮食损伤脾胃，有胃伤、脾伤；胃伤则饮食不化而厌食欲吐，脾伤则大便泄泻而四肢困倦。在治疗上，根据伤饮、伤食的不同，前者属无形之气，治宜发汗、利小便，以导其湿，方剂五苓散；后者属有形之物，治宜轻者消导，重者吐下。

五苓散出自东汉张仲景《伤寒论》，原用本方治疗太阳表邪未解，内传太阳之腑，以致膀胱气化不利，遂成太阳经腑同病之蓄水证。李杲用此方治疗饮食伤脾，脾气虚损，脾阳不振，运化无权，水湿内停，出现烦渴欲饮、水入即吐、小便不利；或湿从热化而成湿热，中焦湿热熏蒸肝胆，出现黄疸证。

16. 葛花解酲汤

【来源】《脾胃论》《内外伤辨惑论》《兰室秘藏》。

【组成】莲花青皮去穰，三分 木香五分 橘皮去白 人参去芦 猪苓去黑皮 白茯苓以上各一钱五分 神曲炒黄色 泽泻 干生姜 白术以上各二钱 白豆蔻仁 葛花 砂仁以上各五钱

【用法】上为极细末，秤，和匀，每服三钱匕，白汤调下。

【功效】健脾消食，利湿解酒。

【主治】饮酒太过，呕吐痰逆，心神烦乱，胸膈痞塞，手足战摇，饮食减少，小便不利。

【方解】本方治疗过量饮酒，用于解除饮酒太过，呕吐痰逆，心神烦乱，胸膈痞塞，手足战摇，饮食减少，小便不利，黑疸。该方解酒、健脾和胃、行气化浊。李杲认为，醉酒的解酒方法是“发散”，其次“利小便”。患酒疸证，误用泻下，成为黑疸者，可用葛花解酲汤，外解肌表，内清阳明，令上下内外分消其患。“但得微汗，以散酒热”，因为方中之药气味辛散，酒病服此，以敌酒病，则不损元气之故。李杲论及伤酒而用葛花解酲汤，是不得已而用之。以其性味辛温，如姜、砂、蔻类，既有醒酒的一面，又有助热的一面，故不能经常服用，何况《局方》酒症丸中雄黄、巴豆之燥烈。李杲认为，巴豆、牵牛、大黄都只能下有形的食物，而不能解无形的酒毒。《金匮要略》指出：“酒疸下之，久久为黑疸。”由黄疸转化为黑疸，皮肤暗黑，其严重可知。要解酒毒，只能上下分消其湿。葛花善解酒毒，除上述辛温之品外，还有五苓去桂加青、橘、香、曲，使胃中“秽为劳变，浊为清化”，故作为解酒的要方沿用至今。

17. 枳术丸

【来源】《脾胃论》《内外伤辨惑论》《兰室秘藏》。

【组成】枳实麸炒黄色，去穰，一两　白术二两

【用法】上同为极细末，荷叶裹烧饭为丸，如梧桐子大，每服五十丸，多用白汤下，无时。

【功效】健脾消食行气。

【主治】治痞，消食，强胃。

【方解】前文论及枳术丸，为张元素根据张仲景枳术汤之意化裁而成。李杲用枳术丸治疗脾胃虚弱，饮食停聚，食阻气机导致的腹胀痞满。该方

“消食强胃”。白术健脾祛湿，助脾运化；枳实破气化滞，消痞除满。白术量重于枳实，是补重于消。荷叶芬芳养胃，煨饭和药，与白术同滋养胃气，则共同强胃消食，无凝滞之患。李杲解释此方说：“以白术苦甘温，甘温补脾胃之元气。其苦味除胃中之湿热，利腰脐间血。故先补脾胃之弱，过于枳实克化之药一倍；枳实味苦寒，泄心下之痞闷，消化胃中所伤。此一药下胃，其所伤不能即去，须待一两时辰许，食则消化。是先补其虚，而后化其所伤，则不峻利矣……荷叶之体，生于水土之下，出于秽污之中，而不为秽污所染，挺然独立。其色青，形乃空，清而象风木者也，食药感此气之化，胃气何由不上升乎？其主意用此一味为引用，可谓远识深虑，合于道者也。更以烧饭和药，与白术协力，滋养谷气而补令胃厚，再不至内伤，其利广矣大矣！”（《内外伤辨惑论·辨内伤饮食用药所宜所禁》）

18. 橘皮枳术丸

【来源】《脾胃论》《内外伤辨惑论》《兰室秘藏》。

【组成】枳实麸炒，去穰　橘皮以上各一两　白术二两

【用法】上件为细末，荷叶烧饭为丸，如梧桐子大，每服五十丸，温水送下，食远。

【功效】健脾消食行气。

【主治】治老幼元气虚弱，饮食不消，脏腑不调，心下痞闷。

【方解】橘皮枳术丸较枳术丸仅加橘皮一味，制法与枳术丸相同。治疗老幼脾胃虚弱，元气不足，饮食不消，心下痞闷。该方用白术健脾助运，枳实、橘皮行气导滞，荷叶升清降浊，合用则健脾消食行气。《内外伤辨惑论》云：“夫内伤用药之大法，所贵服之强人胃气，令胃气益厚，虽猛食、多食、重食而不伤，此能用食药者也。此药久久益胃气，令不复致伤也。”

19. 半夏枳术丸

【来源】《脾胃论》《内外伤辨惑论》《兰室秘藏》。

【组成】半夏汤洗七次，焙干　枳实麸炒黄色　白术以上各二两

【用法】上同为极细末，荷叶裹烧饭为丸，如梧桐子大，每服五十丸，添服不妨，无定法。如热汤浸蒸饼为丸亦可。

【功效】健脾燥湿，行气降逆。

【主治】治因冷食内伤。

【方解】本方为枳术丸基础上加半夏而成，以白术健脾助运，枳实行气导滞，半夏降逆和胃，荷叶升清降浊，合用治疗过食冷物，损伤脾胃。

20. 木香干姜枳术丸

【来源】《脾胃论》《兰室秘藏》。

【组成】木香三钱　干姜五钱，炮　枳实一两，炒　白术一两五钱

【用法】上为极细末，荷叶烧饭为丸，如梧桐子大，每服三五十丸，温水送下，食前。

【功效】健脾燥湿，温中行气。

【主治】破除寒滞气，消寒饮食。

【方解】枳术丸本意不取其食速化，但令胃气强实不令复伤。如因寒冷饮食过度，肠鸣切痛，泄泻不止，当用炮姜温中散寒，木香理气止痛，肠胃协调，泄泻自已。木香干姜枳术丸健脾燥湿、温中行气，用于治疗寒凝食滞。

21. 木香人参生姜枳术丸

【来源】《脾胃论》《兰室秘藏》。

【组成】干生姜二钱五分　木香三钱　人参三钱五分　陈皮四钱　枳实一两，炒黄　白术一两五钱

【用法】上为细末，荷叶烧饭为丸，如梧桐子大。每服三五十丸，温水送下，食前。忌饱食。

【功效】健脾温中行气。

【主治】开胃进食。

【方解】本方在枳术丸的基础上，加人参助白术以益脾，加木香、陈皮助枳实以健胃，加干生姜温中助化，治疗食入腹胀，嗳气便溏，用于健脾开胃，增进饮食，作为开胃进食的方子，纯而不杂。枳术丸、橘皮枳术丸、半夏枳术丸、木香干姜枳术丸、木香人参生姜枳术丸，皆为李杲从张元素的枳术丸化裁演变出的方剂，都有健脾消食的功效，但又各有侧重：枳术丸消痞；橘皮枳术丸治疗气虚痞闷，适合老幼脾胃虚弱；半夏枳术丸治疗冷食内伤；木香人参生姜枳术丸治疗寒滞食积。

22. 升阳举经汤

【来源】《兰室秘藏》。

【组成】肉桂去皮，盛夏勿用，秋冬用　白芍药　红花以上各五分　细辛六分　人参去芦　熟地黄　川芎以上各一钱　独活根　黑附子炮制，去皮脐　炙甘草以上各一钱五分　羌活　藁本去土　防风以上各二钱　白术　当归　黄芪　柴胡以上各三钱　桃仁十个，汤浸，去皮尖，细研

【用法】上㕮咀，每服三钱，若病势顺，当渐加至五钱，每服水三盏，煎至一盏，空心热服。

【功效】益气升阳，温经止血。

【主治】治经水不止。如右尺脉按之空虚，轻手其脉数疾，举指弦紧或涩，皆阳脱之证，阴火亦亡；见热证于口鼻眼，或渴，当温之、举之、升之、浮之、燥之者。

【方解】李杲言其治法时说："此皆阴躁，阳欲先去也，当温之、举之、升之、浮之、燥之，此法当大升浮血气，切补命门之下脱也。"(《兰室秘藏·妇人门》) 升阳举经汤首先用补中益气汤合桃仁四物汤，益气升阳，活血补血；又以附子、肉桂、细辛大热之品温通命门阳气，阳气得复则阴不得脱，下焦之虚脱得以固。同时加用防风、羌活、独活、藁本等风药以升

阳，加强前药升阳之效果，以急挽下陷之势。

23. 消痞汤

【来源】《兰室秘藏》《内外伤辨惑论》。一名木香化滞汤。

【组成】枳实炒　当归梢各二分　陈皮　生姜　木香各三分　柴胡四分　炙甘草五分　红花少许　草豆蔻五分　半夏一钱

【用法】上为粗末，作一服，水二盏，生姜三片，煎至一盏，食远服，忌酒湿面。

【功效】行气消痞，活血止痛。

【主治】治因忧气郁结，中脘腹皮里微痛，心下痞满，不思饮食。

【方解】本证为肝郁气滞造成痞满不思饮食，故用柴胡疏肝，木香行气消胀，陈皮、草豆蔻、枳实行气化滞，半夏、生姜降逆和胃，当归、红花活血化瘀，炙甘草调和诸药。

24. 生津甘露饮子

【来源】《兰室秘藏》。

【组成】藿香二分　柴胡　黄连　木香各三分　白葵花　麦门冬　当归身　兰香各五分　荜澄茄　生甘草　山栀子　白豆蔻仁　白芷　连翘　姜黄各一钱　石膏一钱二分　全蝎二个去毒　炙甘草　酒知母　升麻　人参各二钱　桔梗三钱　杏仁去皮　酒黄柏各一钱五分

【用法】上为细末，汤浸饼和匀成剂，捻作片子，日中晒半干，擦碎如黄米大，每服二钱，津唾下，或白汤送下，食远服。

【功效】健脾化湿，行气活血。

【主治】消渴，上下齿皆麻，舌根强硬肿痛，食不能下，时有腹胀，或泄黄如糜，名曰飧泄，浑身色黄，目睛黄甚，四肢痿弱，前阴如冰，尻臀腰背寒，面生黧色，胁下急痛，善嚏，喜怒健忘。

【方解】本证病机为脾虚湿热。李杲治疗消渴多从脾胃论治，本方亦是如此。本证之消渴为燥热尚存而虚寒渐生，然而“热气慓悍，药气亦然，二者相遇恐内伤脾”，故尽量选择平和之品调补阴阳，避免燥烈助热。本方为李杲治疗消渴方中较难理解的一首。如俞震言：“古今治消渴诸方，不过以寒折热。惟苦与甘略不同耳，要皆径直，无甚深义。独此方委蛇曲折，耐人寻味。”方中以桔梗用量为最，是一药而四用；与石膏、知母、升麻诸药合用，消舌咽肿痛；同木香、姜黄等合用，散心腹气结；并荜澄茄、白豆蔻仁等治肠鸣幽幽，止泄利；偕人参、炙甘草、柴胡诸辛甘温药，以升举清气。此外，李杲提出“气燥加白葵花”，与麦冬同用，除肺中燥热。又少用全蝎，借其走窜，鼓动气血，主前阴如冰、尻臀腰背寒诸症。全方用药，风热湿燥寒五象俱全，涉及五脏，可见病证复杂。

25. 固真丸

【来源】《兰室秘藏》。

【组成】黄柏酒洗　白芍药以上各五分　柴胡　白石脂以上各一钱，火烧赤，水飞，细研，日干　白龙骨酒煮，日干，水飞为末　当归酒洗，以上各二钱　干姜四钱，炮

【用法】上件除龙骨、白石脂水飞研外，同为细末，水煮面糊为丸，如鸡头仁大，晒干，空心多用白沸汤下，无令胃中停滞，待少时以早饭压之，是不令热药犯胃。忌生冷、硬物、酒、湿面。

【功效】温中散寒，收涩止带。

【主治】治白带久下不止，脐腹冷痛，阴中亦然，目中溜火，视物𥆧𥆧，然无所见。齿皆恶热饮痛，须得黄连细末擦之乃止。惟喜干食，大恶汤饮。

【方解】本方升阳泻火，敛涩固脱，大泻寒湿。以酒制白石脂、白龙骨合炮干姜，温中燥湿，涩以固脱，而固护带脉。以当归大和血脉，柴胡、白芍药养肝气。反佐黄柏泻阴火，为寒因热用，在应用温燥药的同时以之坚阴泻火，为“伏其所主，先其所因”之意。

26. 全生活血汤

【来源】《兰室秘藏》。

【组成】红花三分　蔓荆子　细辛以上各五分　生地黄夏月多加之　熟地黄以上各一钱　藁本　川芎以上各一钱五分　防风　羌活　独活　炙甘草　柴胡去苗　当归身酒洗　葛根以上各二钱　白芍药　升麻以上各三钱

【用法】上㕮咀，每服五钱，水二盏，煎至一盏，去渣，食前稍热服。

【功效】升阳止血，活血养血。

【主治】妇人分娩及半产漏下，昏冒不省，瞑目无所知觉。

【方解】此方以四物汤为基本方，以生血补血，用多味风药，如蔓荆子、防风、葛根、升麻、羌活、独活、藁本等以升举清阳；加甘草缓中，以升阳固中。方中仍以四物汤为重，风药用量宜轻，不必全用。全方并无止血之药，与少许红花活血，当归身补血，寓有瘀血不去、新血不生之意，亦合缪希雍血证之“宜行血，不宜止血”之意。

27. 温卫补血汤

【来源】《兰室秘藏》。

【组成】生地黄　白术　藿香　黄柏以上各一分　牡丹皮　苍术　王瓜根　橘皮　吴茱萸以上各二分　当归身二分半　柴胡　人参　熟甘草　地骨皮以上各三分　升麻四分　生甘草五分　黄芪一钱二分　丁香一个　桃仁三个　葵花七朵

【用法】上㕮咀，作一服，用水二大盏，煎至一盏，去渣，食前热服。

【功效】补气升阳，清热燥湿。

【主治】治耳鸣，鼻不闻香臭，口不知谷味，气不快，四肢困倦，行步欹侧，发脱落，食不下，膝冷阴汗，带下，喉中吩吩，不得卧，口舌嗌干，太息，头不可以回顾，项筋紧，脊强痛，头旋眼黑，头痛欠嚏。

【方解】本方以生地黄、白术、黄芪补中益气为主，佐以黄柏、甘草甘寒泻阴火，配伍牡丹皮、地骨皮、桃仁、葵花、王瓜根益气活血，丁香、藿香、苍术、吴茱萸开胃化湿，使胃气来复而通行孔窍，气血通利，阴火得降而寒湿与表邪尽去，诸症尽愈。

28. 补气升阳和中汤

【来源】《兰室秘藏》。

【组成】生甘草去肾热 酒黄柏泻火除湿 白茯苓除湿导火 泽泻除湿导火 升麻行阳助经 柴胡以上各一钱 苍术除湿补中 草豆蔻仁益阳退外寒，各一钱五分 橘皮 当归身 白术以上各二钱 白芍药 人参以上各三钱 佛耳草 炙甘草以上各四钱 黄芪五钱

【用法】上㕮咀，每服五钱，水二盏，煎至一盏，去渣，食远服之。

【功效】升阳燥湿，补气养血。

【主治】闭目则浑身麻木，昼减而夜甚，觉而开目则麻木渐退，久则绝止；常开其目，此证不作。惧其麻木，不敢合眼，致不得眠。身体皆重，时有痰嗽，觉胸中常似有痰而不利，时烦躁，气短促而喘，六脉中俱得弦洪缓相合，按之无力。

【方解】本方治法“当升阳助气益血，微泻阴火与湿，通行经脉，调其阴阳”。方中以补中益气汤为主，补气升阳，配伍白芍，合当归以和血脉。佐以甘草、酒黄柏，以甘寒泻阴火，遏制躁作之势。用苍术、茯苓、泽泻，以上下分消其湿。因秋凉外客，故有痰嗽，用草豆蔻、佛耳草，草豆蔻辛温，以益气而实皮毛祛寒，佛耳草温肺化痰止咳。

29. 温经除湿汤

【来源】《兰室秘藏》。

【组成】黄连一分 柴胡 草豆蔻 神曲 炒木香以上各二分 麻黄不去节 独活 当归身 黄柏以上各一分 升麻五分 羌活七分 炙甘草 人参 白术 猪苓 泽泻以上各一钱 黄芪 橘皮 苍术以上各二钱 白芍药三钱

【用法】上锉如麻豆大，分作二服，水二盏，煎至一盏，食远服。治支

节沉重疼痛无力之胜药也。

【功效】补气柔肝，燥湿散寒。

【主治】四肢无力，合眼麻木，开目不麻，恶风寒，头旋眩晕，近火则发，醋心嘈杂。

【方解】本方主治十月霜冷后，四肢无力、合眼麻木、开目不麻、恶风寒、头旋眩晕、近火则发、醋心嘈杂等。合眼麻木，开目不麻，为卫阳气虚。然其发于十月霜冷之后，外寒束表，卫阳更虚，麻木外兼见恶风寒。脾胃虚弱，则四肢无力。阴火上冲则头旋眩晕，近火则发。湿阻气机，浊气不降，故醋心嘈杂。治疗除与补气升阳和中汤基本相类外，又加麻黄、羌活、独活，以加重升阳达表、益气祛寒的作用。由于外寒更重，则阳气抑制，阳气郁则阴火更逆而上冲，寒湿于下更重，故亦相应以黄连、黄柏、苍术、猪苓、泽泻以加重泄湿热之效。针对阴火上冲，浊气不能下降，则用木香、神曲以理气和中。

30. 黄芪汤

【来源】《兰室秘藏》。

【组成】黄芪二钱　人参一钱　炙甘草五分

【用法】上㕮咀，作一服，水一大盏，煎至半盏，去渣，食远服，加白芍药尤妙。

【功效】补脾益气，柔肝泻火。

【主治】小儿慢惊风，掌中热，腹皮热，右脉洪大。

【方解】本方治疗慢惊风，病机为脾虚肝旺，脾胃元气亏虚，出现神疲气弱、沉睡露睛、冷汗不止、手指发凉、口鼻气冷、虚烦便泄、指纹红细、舌质淡干等。其治疗以“泻火补金，大补其土”。方用黄芪汤（加白芍尤妙），方用黄芪、人参、炙甘草甘温温补元气，甘能泻火。白芍酸寒，寒能泻火，酸味能泻肝，而大补肺金。脾肺之气旺，足以制火，则肝风不能克脾，继而又泻肝火，则病得以愈。

31. 厚肠丸

【来源】《兰室秘藏》。

【组成】厚朴　青皮以上各二分　橘红　半夏　苍术　人参以上各三分　枳实　麦蘖面　神曲末以上各五分

【用法】上为极细末，水煮面糊为丸，如麻子大，每服二十丸，温水送下，食前，忌饱食。

【功效】理气消积化滞。

【主治】治小儿失乳，以食饲之，未有食肠，不能克化，或生腹胀，四肢瘦弱，或痢色无常。

【方解】本方“治小儿失乳，以食饲之，未有食肠，不能克化，或生腹胀，四肢瘦弱，或痢色无常”。其表现主要为小儿发育未全，脾胃虚弱，不能消化，饮食积滞，造成腹胀、瘦弱、泻痢等。人参、半夏、苍术恢复脾胃健运，以麦蘖面、神曲末消导食积，厚朴、青皮、橘红、枳实和中理气。

32. 茯苓渗湿汤

【来源】《兰室秘藏》。一名塌气退黄汤。

【组成】白术　柴胡以上各半分　升麻一分　桂枝　麻黄　吴茱萸　厚朴　羌活　草豆蔻　神曲末　苍术　泽泻　白茯苓　猪苓　黄柏　橘红以上各二分　青皮　黄连以上各五分　杏仁二个

【用法】上都作一服，水二大盏，煎至一盏，去渣，食前温服。

【功效】清热燥湿，行气消痞。

【主治】小儿面色萎黄，腹膜胀，食不能下。

【方解】本方主证为中寒气滞，湿热阻滞所致。方中以茯苓、白术、苍术健运脾胃，猪苓、泽泻淡渗利湿，神曲末导滞，升麻、柴胡辛升，吴茱萸、草豆蔻温中，桂枝、麻黄、羌活辛温发散，杏仁、厚朴降逆，黄柏、黄连清内热，橘红、青皮行气。

33. 中满分消汤

【来源】《兰室秘藏》。

【组成】川乌　泽泻　黄连　人参　青皮　当归　生姜　麻黄　柴胡　干姜　荜澄茄以上各二分　益智仁　半夏　茯苓　木香　升麻以上各三分　黄芪　吴茱萸　厚朴　草豆蔻仁　黄柏以上各五分

【用法】上锉如麻豆大，都作一服，水二大盏，煎至一盏，食前热服。忌房室、酒、湿面、生冷及油腻等物。

【功效】温中补气，行气除胀，清利湿热。

【主治】中满寒胀，寒疝，大小便不通，阴躁，足不收，四肢厥逆，食入反出。下虚中满，腹中寒，心下痞，下焦躁、寒、沉厥，奔豚不收。

【方解】本方主治"多食寒凉及脾胃久虚之人，胃中寒则胀满"者，病机为中焦寒湿，故用川乌、干姜、生姜、吴茱萸、荜澄茄、益智仁、草豆蔻、半夏温中除湿，青皮、厚朴、木香行气除胀，升麻、柴胡升清，麻黄宣肺利水，茯苓、泽泻降浊，人参、黄芪补气，当归和血，黄连、黄柏清湿热。

34. 柴胡聪耳汤

【来源】《兰室秘藏》。

【组成】连翘四钱　柴胡三钱　炙甘草　当归身　人参以上各一钱　水蛭五分，炒另研　麝香少许，另研　虻虫三个，去翅足，炒另研

【用法】上除三味另研外，生姜三片，水二大盏，煎至一盏，去渣，再下三味，上火煎一二沸，稍热服食远。

【功效】疏肝活血，清热通窍。

【主治】治耳中干结，耳鸣耳聋。

【方解】本方主治肝经郁热，气虚血瘀证，方中以柴胡、连翘疏肝清

郁热，炙甘草、人参甘温补脾胃元气，水蛭、虻虫活血，当归身活血补血，麝香芳香通窍。

35. 丽泽通气汤

【来源】《兰室秘藏》。

【组成】黄芪四钱　苍术　羌活　独活　防风　升麻　葛根以上各三钱　炙甘草二钱　麻黄不去节，冬月加　川椒　白芷以上各一钱

【用法】上㕮咀，每服五钱，生姜三片，枣二枚，葱白三寸，同煎至一盏，去渣，温服，食远。忌一切冷物及风寒凉处坐卧行立。

【功效】益气固表，祛风通窍。

【主治】治鼻不闻香臭。

【方解】本方治鼻不闻香臭，其方以黄芪、炙甘草甘温而补益脾胃元气，使清阳升而阴火降；以苍术、羌活、独活、防风、升麻、葛根诸多风药升阳气，使清阳上行于头面，鼻窍得以通；另以麻黄、生姜、葱白等祛寒发表；川椒、白芷辛温通窍。

36. 三黄丸

【来源】《脾胃论》。

【组成】黄连去芦　黄芩去芦　大黄以上各一两

【用法】上为细末，炼蜜为丸，如梧桐子大，每服三十丸，用熟水吞下；如脏腑壅实，加服丸数。

【功效】清热通便。

【主治】丈夫、妇人三焦积热，上焦有热，攻冲眼目赤肿，头项肿痛，口舌生疮；中焦有热，心膈烦躁，不美饮食；下焦有热，小便赤涩，大便秘结。五脏俱热，即生痈、疖、疮、痍，及治五般痔疾，粪门肿痛，或下鲜血，小儿积热，宜服之。

【方解】此方治疗男人和妇人外感或内伤而致上、中、下三焦积热者。

方中黄连、黄芩、大黄均味苦性寒，泻三焦之火。《太平惠民和剂局方》载“三黄丸”，药物剂量为黄连、黄芩、大黄各十两，治三焦积热。《太平圣惠方》载“三黄丸”，药物剂量为黄芩二两，大黄、黄连各一两，治热病烦渴不安。《小儿药证直诀》载“三黄丸”，药物剂量为黄芩半两，大黄、黄连各一两，治小儿诸热。《千金翼方》载“三黄丸”，治男子五劳七伤，消渴不生肌肉，或妇人带下，妇人手足寒热，药物剂量根据不同季节各异。《博济方》称“三黄丸”为“金花丸”，药物剂量为黄芩、黄连（宣州者）、川大黄各一两，治急热劳烦躁、羸、面目萎黄、头痛目涩、多困少力。

37. 白术散

【来源】《脾胃论》。又称七味白术散。

【组成】人参去芦　白术　木香　白茯苓去皮　藿香叶去土　甘草炒，以上各一两　干葛二两

【用法】上件为粗末，每服三钱至五钱，水一盏，煎至五分，温服。如饮水者，多煎与之，无时服。如不能食而渴，洁古先师倍加葛根；如能食而渴，白虎汤加人参服之。

【功效】健脾生津，理气和中。

【主治】虚热而渴。胃虚不能食，大渴不止者；或呕吐泄泻，肌热烦渴。

【方解】此方治疗脾胃虚弱，元气不足，阴火炽盛，虚热而渴。该方补脾益胃、理气化浊、解肌退热。钱乙《小儿药证直诀》载有“七味白术散”，药物组成与李杲“白术散”相同，药物剂量不同。“七味白术散”的药物剂量：人参二钱半，茯苓、炒白术、藿香叶各五钱，木香二钱，甘草一钱，治脾胃久虚，津液内耗，呕吐泄泻频作，烦渴多饮。白术散主要治疗泄、渴。李杲云：“不可用淡渗之药止之，乃胃中元气少故也。与七味白术散补之。”

38. 加减平胃散

【来源】《脾胃论》。

【组成】甘草锉，炒，二两　厚朴去粗皮，姜制炒香　陈皮去白，以上各三两二钱　苍术去粗皮，米泔浸，五两

【用法】上为细末，每服二钱，水一盏，入生姜三片，干枣二枚，同煎至七分，去渣，温服；或去姜、枣，带热服，空心，食前。入盐一捻，沸汤点服亦得。常服调气暖胃，化宿食，消痰饮，避风寒冷湿，四时非节之气。

【功效】燥湿行气。

【主治】治脾胃不和，不思饮食，心腹胁肋胀满刺痛，口苦无味，胸满短气，呕哕恶心，噫气吞酸，面色萎黄，肌体瘦弱，怠惰嗜卧，体重节痛，常多自利，或发霍乱，及五噎、八痞、膈气、反胃。

【加减】如小便赤涩，加白茯苓、泽泻。如米谷不化，食饮多伤，加枳实。如胸中气不快，心下痞气，加枳壳、木香。如脾胃困弱，不思饮食，加黄芪、人参。如心下痞闷，腹胀者，加厚朴，甘草减半。如遇夏，则加炒黄芩。如遇雨水湿润时，加茯苓、泽泻。如遇有痰涎，加半夏、陈皮。凡加时，除苍术、厚朴外，依例加之，如一服五钱，有痰加半夏五分。如嗽，饮食减少，脉弦细，加当归、黄芪，用身。如脉洪大缓，加黄芩、黄连。如大便硬，加大黄三钱，芒硝二钱，先嚼麸炒桃仁烂，以药送下。

【方解】此方主治湿滞脾胃，出现不思饮食、心腹胁肋胀满刺痛、口苦无味、胸满短气、呕哕恶心、噫气吞酸、面色萎黄、肌体瘦弱、怠惰嗜卧、体重节痛、常多自利，或发霍乱、五噎、八痞、膈气、反胃。该方燥湿运脾、行气和胃。刘完素《素问病机气宜保命集》所载“加减平胃散”药物组成：白术、厚朴、陈皮各一两，甘草七钱，槟榔、木香各三钱，桃仁、黄连、人参、阿胶、茯苓各半两，治血痢。二方虽名同，然刘完素之

方药组成繁杂，而主治血痢，李杲的加减平胃散方简，功专调理脾胃，化痰湿，故李杲云："常服调气暖胃，化宿食，消痰饮，避风寒冷湿，四时非节之气。"

39. 润肠丸

【来源】《脾胃论》《兰室秘藏》。

【组成】大黄去皮　当归梢　羌活以上各五钱　桃仁汤浸，去皮尖，一两　麻子仁去皮取仁，一两二钱五分

【用法】上除麻仁另研如泥外，捣罗为细末，炼蜜为丸，如梧桐子大，每服五十丸，空心用白滚汤送下。

【功效】润肠通便。

【主治】治饮食劳倦，大便秘涩，或干燥，闭塞不通，全不思食，及风结、血结，皆能闭塞也。润燥、和血、疏风，自然通利也。

【方解】李杲用此方治疗饮食劳倦损伤脾胃，出现大便涩或干燥不通，不思饮食者。李杲言此属"风结""血结"，用润肠丸润燥、和血、疏风。张元素《医学启源》所载"润肠丸"，药物组成与李杲书中所载润肠丸相同，药物剂量不同，张元素"润肠丸"中，麻仁、桃仁去皮尖，羌活、当归、大黄各半两，主治脾胃伏火，大便秘，或干燥不通，全不思食，风结秘、血结秘，皆令塞也。

40. 救苦化坚汤

【来源】《兰室秘藏》。

【组成】黄芪一钱　人参三分　炙甘草五分　真漏芦　升麻以上各一钱　葛根五分　连翘一钱　牡丹皮三分　当归身　生地黄　熟地黄以上各三分　白芍药三分　肉桂二分　柴胡八分　黍黏子三分　羌活一钱　独活　防风以上各五分　昆布二分　京三棱煨，二分　广术煨，三分　大麦糵面一钱　神曲末炒黄色，二分　黄柏炒，三分　厚朴三钱二分，姜制

【用法】上为细末，汤浸蒸饼和丸，捻作饼子，晒干，捣如米粒大，每服三钱，白汤下。

【功效】补气升阳散火，解毒散结消肿。

【主治】瘰疬马刀侠瘿，从耳下或耳后下颈至肩上，或入缺盆中，乃手足少阳之经分。其瘰疬在颏下，或至颊车，乃足阳明之经分，受心脾之邪而作也。今将二证合而治之。

【加减】如气不顺，加橘皮，甚者加木香少许，量患者虚实，临时斟酌与之。无令药多，妨其饮食，此治之大法也。如止在阳明分为瘰疬者，去柴胡、黍黏子二味，余皆用之。如在少阳分为马刀侠瘿者，去独活、漏芦、升麻、葛根，更加瞿麦穗三分。如本人素气弱，其病势来时气盛而不短促者，不可考其平素，宜作气盛而从病变之权也。宜加黄芩、黄连、黄柏、知母、防己之类，视邪气在上中下三处。假令在上焦，加黄芩一半酒洗、一半生用；在中焦，加黄连一半酒洗、一半生用；在下焦，则加酒制黄柏、知母、防己之类，选而用之。如本人大便不通，而滋其邪盛者，加酒制大黄以利。如血燥而大便燥干者，加桃仁、酒制大黄二味。如风结燥不行者，加麻仁、大黄。如风涩而大便不行，加煨皂角仁、大黄、秦艽以利之。如脉涩，觉身有气涩而大便不通者，加郁李仁、大黄以除气燥也。如阴寒之病，为寒结闭而大便不通，以《局方》中半硫丸，或加煎附子、干姜冰冷与之。大抵用药之法，不惟疮疡一说，诸疾病，量人素气弱者，当去苦寒之药，多加人参、黄芪、甘草之类，泻火而先补其元气，余皆仿此。

【方解】本方为李杲治疮疡之方，在原文中李杲对于本方之解释及对于不同经络、不同病情的加减非常详细。例如：黄芪护皮毛间腠理虚及活血脉，生血，亦疮家圣药也；又能补表，实元气之弱也。人参补肺气之药也，如气短不调及喘者加之。炙甘草能调和诸药，泻火益胃气，亦能祛疮邪。真漏芦、升麻、葛根， 此三味，俱足阳明本经药也。连翘，此一味，十二经疮中之药，不可无者，能散诸血结气聚，此疮家之神药。牡丹皮去肠胃中留滞宿血。当归身、生地黄、熟地黄，此三味，诸经中和血、生血、凉血药也。白芍药，如夏月倍之，其味酸，其气寒，能补中，益肺之虚弱，治腹中痛必用之，冬寒则不可用。肉桂大辛热，能散结积，阴证疮疡须当少用之，此寒因热用之意；又为寒阴覆盖其疮，用大辛热以消浮冻之气；如有烦躁者去之。柴胡，功同连翘，如疮不在少阳经，则去之。黍黏子，无肿不用。羌活、独活、防风，此三味，必关手足太阳证，脊痛项强，不可回视，腰似折，项似拔者是也。其防风一味辛温，若疮在膈以上，虽无手足太阳经证，亦当用之，为能散结，去上部风邪。患者身拘急者，风也。昆布，其味大咸，若疮坚硬结硬者宜用，咸能软坚。京三棱、广术，此二味，若疮坚硬甚者用之，如不坚硬勿用。益智仁，如唾多者，胃不和也；或患者吐沫吐食，胃上寒者加之，无则去之。大麦蘖面，治腹中缩急，兼能消食补胃。神曲末，为食不消化故也。黄连，以治烦闷。黄柏，如有热，或腿脚无力加之。如有躁烦欲去衣者，肾中伏火也，更宜加之，无此证勿用。厚朴，如腹胀者加之，无则勿用。

李杲

临证经验

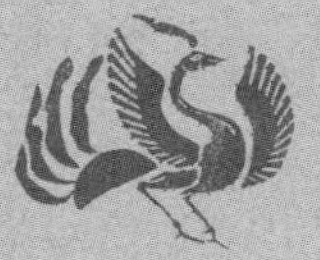

一、内科证治

（一）心下痞

心下痞是内伤脾胃病的常见病证。李杲论治心下痞，见解独到，医术高明，经验丰富。心下痞，其主要症状是上腹饱胀不适。“心下”即胃脘部。“痞”在《内经》中，或写作“否”，如否痛、痞饮、否满、痞塞等。《释名》云：“痞，否也。”而“否”又是《易经》中否卦的名称。《广韵》云：“否，塞也，易卦名。”坤下乾上为否卦，其含义是天地不相交，闭塞不通。否与痞义通，故痞字的意思是人身体内发生了清阳不能升、浊阴不能降而气机闭塞不通的病证。心下痞病名的含义，就是胃脘部发生了气机闭塞不通的病证。《东垣试效方·心下痞门》引《素问·五常政大论》“土曰备化……备化之纪……其养肉，其病痞”及《素问·六元正纪大论》“太阴所至为积饮痞隔”，论述心下痞的归属在五行属土，在阴阳属太阴和阳明，在脏腑属脾胃。

心下痞的病因：湿气过盛，伤及太阴脾而致；伤寒、酒积、杂病下之过早，均可致痞满；饮食所伤、忧气郁结，亦可致此证。如《东垣试效方·心下痞门》述“下之太过，亦作痞满……故胸中之气，因虚而下陷于心之分野，故致心下痞”。“饮食所伤而为痞满”或“因忧气郁结中脘，腹皮底微痛，心下痞满”。李杲论心下痞的证候特点，言“夫痞者，心下满而不痛者是也”。心下痞的病机为脾胃升降失常，痞塞不通，表现为脾不能升清，而出现头晕、目暗、矢气、便溏、脱肛等症状；不能降浊，则出现大便不畅、胃脘饱胀、嗳气、呕吐等症状。

李杲在《东垣试效方·心下痞门》中，将心下痞分为两大类：其一，伤寒误下致心下痞；其二，酒积、杂病误下致心下痞。“伤寒下之太早，亦为痞”。若未成痞，“盖因错下，必成痞证，是邪气将陷而欲过胸中”。伤寒误下，损伤胸中正气，邪气因虚而内陷，出现胸满欲绝的胸中痞症状。其治疗当先“截散其邪气，使不至于痞”，可选用宋·朱肱《活人书》中的桔梗枳壳汤治疗。若心下痞已经形成，则不可用桔梗枳壳汤，因用其“不惟不能消痞，而反伤胸中至高之气”，可选用《伤寒论》中的泻心汤类方论治。此外，李杲还指出“至于酒积、杂病，下之太过亦作痞满”。因下之太过，夺伤中气，引邪入里，乃成此证。其治疗大法为“宜升胃气，以血药治之”。

对于心下痞的临床证治，李杲认为应详察其具体病因病机，如虚实、病位、轻重等分别论治，指出“又有虚实之殊……如饮食所伤而为痞满者，常内消导。其胸中窒塞上逆，兀兀欲吐者，则宜吐之……凡治痞者，宜详审焉”（《东垣试效方·心下痞门》）。李杲治疗心下痞，大致可分为五类，共列方二十余首。

1. 治痞证初起

通气防风汤，清利头目，宽快胸膈；黄芩利膈丸，除胸中热，利膈上痰；小黄丸，化痰止涎，除湿和胃，治胸中不利。

2. 治心下痞气滞不利

人参顺气饮子，治心下痞，胸中不利；木香化滞汤，治因忧气郁结中脘，腹皮底微痛，心下痞满，不思饮食，食之不散，常常痞气；枳实消痞丸，治心下虚痞，恶食懒倦，开胃进食；消痞丸，治一切心下痞闷，及积年久不愈者；黄芪补中汤，大温送下上件丸药（消痞丸）。

3. 治心下痞虚寒证

厚朴温中汤，治脾胃虚寒，心腹胀满，及秋冬客寒犯胃，时作疼痛；

沉香温胃丸，治中焦气弱，脾胃受寒，饮食不美，气不调和，脏腑积冷，心腹疼痛，大便滑泄，腹中雷鸣。

4. 治心下痞为饮食所伤

枳术丸，治痞，消食强胃；橘皮枳术丸，治老幼元气虚弱，饮食不消，或脏腑不调，心下痞闷；曲麦枳术丸，治为人所勉劝强食之，致心腹满不快；木香枳术丸，破滞气，消饮食，开胃进食；半夏枳术丸，治因冷食内伤；丁香烂饭丸，治饮食所伤；草豆蔻丸，治秋冬伤寒冷物，胃脘当心而痛，上支两胁，膈咽不通。

5. 治心下痞实证

大消痞丸，治一切心下痞闷，及积年久不愈者；黄连消痞丸，治心下痞满，壅滞不散，烦热，喘促不安；三黄枳术丸，治伤肉食、湿面、辛辣厚味之物，填塞闷乱不快；除湿益气丸，治伤湿面，心腹满闷，肢体沉重；上二黄丸，治伤热食痞闷，兀兀欲吐，烦乱不安；枳实导滞丸，治伤湿热之物不得施化，而作痞满，闷乱不安；三棱消积丸，治伤生冷硬物，不能消化，心腹满闷；葛花解醒汤，治饮酒太过，呕吐痰逆，心神烦乱，胸膈痞塞，手足战摇，饮食减少，小便不利。此外，还有枳实栀子大黄汤、白术丸、备急大黄丸、益胃散、瓜蒂散、除湿散、五苓散、木香干姜枳术丸、木香人参生姜枳术丸、和中丸等，可供临证选用。

治疗时忌过用行气消导药。李杲说："若全用气药导之，则其痞益甚。甚而复下，气愈下降，必变为中满、膨胀，皆非其治也。"（《东垣试效方·心下痞门》）

（二）中满腹胀

李杲于《兰室秘藏·中满腹胀门》中论述了中满腹胀的病因病机。其曰："因饮食劳倦，损伤脾胃，始受热中，末传寒中，皆由脾胃之气虚弱，不能运化精微而制水谷，聚而不散，而成胀满。"中满的内因是由于饮食劳倦内伤脾胃；外因是由于感受外邪，入里为内寒内热，导致脾胃虚弱，不能运化精微而形成胀满。

本病又分为寒胀、热胀两证。寒胀是由于“内虚不足，寒湿令人中满，及五脏六腑俱有胀满……腹满䐜胀，支膈胠胁，下厥上冒，过在太阴阳明，胃中寒湿郁遏也”，出现“太阴䐜胀复不利，不欲食，食则呕，不得卧”等症状。对于热胀，李杲解释《素问·至真要大论》“诸胀腹大，皆属于热”时说：“病机总辞。假令外伤风寒有余之邪，自表传里，寒变为热，而作胃实腹满。”认为“诸胀腹大”是由于感受外邪而入里化热出现的症状。造成热胀的内伤病因，为“膏粱之人，湿热郁于内，而成胀满者”。对于热胀、寒胀，李杲根据临床经验提示说：“大抵寒胀多而热胀少，治之者宜详辨之。”

对于中满腹胀的治疗方法，李杲认为“当开鬼门，洁净府。开鬼门者，谓发汗也；洁净府者，利小便也。中满者，泻之于内，谓脾胃有病，当令上下分消其湿”。对于“大实大满，大小便不利”者，“从权以寒热药下之”，即以大承气汤治之。对于“伤酒湿面及味厚之物，膏粱之人，或食已便卧，使湿热之气不得施化，致令腹胀满”的病证，李杲认为“此胀亦是热胀”，治以分消丸。对于寒胀的治疗，言“多食寒凉及脾胃久虚之人，胃中寒则胀满，或脏寒生满病，以治寒胀，中满分消汤主之”。如果内有积聚，坚硬如石，其形如盘，令人不能坐卧，大小便涩滞，上喘气促，面色萎黄，通身虚肿，则用广茂溃坚汤、半夏厚朴汤以消磨之。如心腹满闷，气滞而胀，则用破滞气汤。腹中虚胀，则用草豆蔻汤消补兼施。

（三）消渴

李杲对于消渴的认识和论治，多吸收经典及传承前贤，又与自己的临床经验相结合，独具一格。李杲首先引用《素问·阴阳别论》“二阳结谓之消”的理论，认为二阳就是阳明，而“手阳明大肠主津，病消则目黄口干，是津不足也。足阳明胃主血，热则消谷善饥，血中伏火，乃血不足也。结者，津液不足，结而不润，皆燥热为病也。数食甘美而多肥，故其气上溢，转为消渴”（《兰室秘藏·消渴门·消渴论》）。关于消渴的病因病机，李杲认为是多食甘肥美味，致使邪热留于足阳明，肠胃燥热，津液不足，则发为消渴。邪留阳脉，格拒阴气于外，皮肤肌肉失于濡养，故“皮肤肌肉消削”。

李杲基于前贤的诊治思路，将消渴分为三消：高消者，舌上赤脉，大渴引饮；中消者，善食而瘦，自汗，大便硬，小便数；下消者，烦渴引饮，耳轮焦干，小便如膏。对于消渴的治疗，上消以白虎加人参汤治之，中消以调胃承气汤、三黄丸治之；下消者，以六味地黄丸治之。对于消渴的传变，其应用洁古老人张元素的治法，即“末传能食者，必发脑疽背疮。不能食者，必传中满鼓胀，皆谓不治之证。洁古老人分而治之，能食而渴者，白虎加人参汤，不能食而渴者，钱氏方白术散倍加葛根治之”（《兰室秘藏·消渴门·消渴论》）。

此外，李杲在承袭《内经》理论和前贤经验的基础上，根据自己的临床经验和学术观点，创制和血益气汤、当归润燥汤、生津甘露汤、辛润缓肌汤、甘草石膏汤、甘露膏、生津甘露饮子七方。

和血益气汤治口干、舌干、小便数、舌上赤脉，此药生津液，除干燥，生肌肉。当归润燥汤治消渴大便闭涩，干燥结硬，兼喜温饮，阴头退缩，舌燥口干，眼涩难开，以及于黑处见浮云者。生津甘露汤治消中能食而瘦，口舌干，自汗，大便结燥，小便频数者。辛润缓肌汤治疗前消渴证才愈，止有口干，腹不能努者。甘草石膏汤治疗渴病久愈，又添舌白滑微肿，咽喉咽津觉痛，嗌肿，时时有渴，喜冷饮，口中白沫如胶者。甘露膏治消渴饮水极甚，善食而瘦，自汗，大便结燥，小便频数者。生津甘露饮子治消渴，上下齿皆麻，舌根强硬肿痛，食不能下，时有腹胀；或泄黄如糜，浑身色黄，目睛黄甚，四肢痿弱，前阴如冰，尻臀腰背寒，面生黧色，胁下急痛，善嚏，喜怒健忘者。

在治疗消渴的这七首方剂中，李杲以辛温风药升发脾胃阳气、升散阴火，多用升麻、柴胡、防风，以及荆芥穗、细辛、羌活等。李杲善用风药，已形成其临床特色之一。此类药物味薄气轻，具有发散上升作用，用于消渴有升发脾阳，调整脾胃升清降浊功能，以及升散阴火的功用。以生甘草、炙甘草、人参、黄芪、石膏、知母、黄柏、黄连、生地黄、麦冬等甘温苦寒甘寒药补益元气、清热生津。首创使用活血化瘀通络药，如桃仁、红花、当归、全蝎等治疗消渴。李杲在治疗消渴用药方面，认为中上二消，其位近，用药量当小；下消病位远，用量当大。

李杲对消渴的论治，是在继承《内经》消渴理论及张元素等前贤学术特色的基础上，结合自己的学术观点和临床实践经验而形成的，充分反映了其重视脾胃、元气的学术思想，以及擅长运用风药等特色，为后世从脾论治消渴病，以活血化瘀法治疗消渴病，提供了理论及临床实践的依据。

（四）头痛

李杲在《兰室秘藏·头痛门·头痛论》中，从手足十二经的角度，阐述了各种头痛的症状与病机。其曰："足太阳膀胱之脉起于目内眦，上额交颠，上入络脑，还出别下项，病冲头痛。又足少阳胆之脉起于目锐眦，上抵头角，病则头角额痛。"又曰："夫风从上受之，风寒伤上，邪从外入，客于经络，令人振寒头痛，身重恶寒，治在风池风府，调其阴阳，不足则补，有余则泻，汗之则愈，此伤寒头痛也。"认为伤寒头痛出现发热恶寒的症状，用汗法治疗就会痊愈。还指出"头痛耳鸣，九窍不利者，肠胃之所生，乃气虚头痛也。心烦头痛者，病在膈中，过在手巨阳少阴，乃湿热头痛也。如气上不下，头痛癫疾者，下虚上实也，过在足少阴巨阳，甚则入肾，寒湿头痛也。如头半边痛者，先取手少阳阳明，后取足少阳阳明，此偏头痛也”。

对于头痛的治疗，李杲认为，“凡头痛皆以风药治之者，总其大体而言之也”。因为头痛病位至高，只有风药的药力可以达到，即“高颠之上，惟风可到，故味之薄者，阴中之阳，乃自地升天者也”(《兰室秘藏·头痛门·头痛论》)。对于外感头痛，在应用风药的基础上，根据各经之病机不同，应用相应方药加减化裁。如“少阳经头痛，脉弦细，往来寒热，柴胡为主。阳明头痛，自汗，发热恶寒，脉浮缓长实者，升麻、葛根、石膏、白芷为主。太阴头痛必有痰，体重或腹痛，为痰癖，其脉沉缓，苍术、半夏、南星为主。少阴经头痛，三阴三阳经不流行而足寒气逆，为寒厥，其脉沉细，麻黄、附子、细辛为主。厥阴头项痛，或吐痰沫，厥冷，其脉浮缓，吴茱萸汤主之”(《兰室秘藏·头痛门·头痛论》)。风湿热头痛者，用青空膏散风泻火除湿；阳明头痛者，用白芷散或用白虎汤加白芷清热泻火；风寒头痛者，用彻清膏疏风散寒。

李杲将疾病分为外感与内伤两类，对于头痛也分外感头痛与内伤头痛。如《内外伤辨惑论·辨头痛》云：“外感头痛，常痛不休；内伤头痛，时痛时止。”对于内伤头痛，李杲从脾胃理论出发，认为是由于脾胃受伤，元气不足所致。如《脾胃论·脾胃虚实传变论》云：“九窍者，五脏主之，五脏皆得胃气乃能通利。《通评虚实论》云：头痛耳鸣，九窍不利，肠胃之所生也。”在《兰室秘藏·头痛门·头痛论》中指出气虚头痛的病因病机为“头痛耳鸣，九窍不利者，肠胃之所生，乃气虚头痛也”。李杲对内伤脾胃、元气不足所致的头痛，认为应当先实元气而喜用人参、黄芪、炙甘草之属。如《脾胃论·脾胃虚实传变论》云：“病从脾胃所生及养生当实元气。”血虚头痛，用当归、川芎为主。气虚头痛，用人参、黄芪为主。气血俱虚头痛，用调中益气汤少加川芎、蔓荆子、细辛。如《兰室秘藏·头痛门》中范天騋之妻的病案记载“时显烦躁，胸中不利，大便不通……吐逆，食不能停，痰唾稠黏，涌出不止，眼黑头旋，恶心烦闷，气短促上喘，无力以言，心神颠倒，目不敢开，如在风云中；头苦痛如裂，身重如山，四肢厥冷，不得安卧”。李杲诊断为“胃气已损，复下两次则重虚其胃，而痰厥头痛作矣”。于是用补脾胃之法加祛风痰药治之，方用半夏白术天麻汤治疗。方中应用半夏祛痰，天麻治风。更补益元气，以“黄芪甘温，泻火补元气，实表虚，止自汗。人参甘温，泻火补中益气。二术俱苦甘温，除湿补中益气”。

综上所述，李杲治疗头痛分内伤与外感治疗，外感头痛以风药为主，内伤头痛以调补元气为主，更随症加减变化，对临床实践有指导意义。

（五）大便燥结

李杲认为，肾主五液，津液润泽，则大便正常，如果饥饱失常、饮食劳倦等损伤脾胃，耗散肾阴，使肾阴不足，津液亏虚，就会出现大便燥结。因此，李杲指出大便燥结的病因病机是“饥饱失节，劳役过度，损伤胃气，及食辛热味厚之物，而助火邪，伏于血中，耗散真阴，津液亏少”（《兰室秘藏·大便燥结门》）。

李杲将大便燥结分为“有热燥，有风燥，有阳结，有阴结，又有年老气虚，津液不足而结燥者”，并根据不同的病证类型治疗。其曰：“少阴不得大便，以辛润之；太阴不得大便，以苦泄之；阳结者散之，阴结者温之。仲景云：小便利而大便硬，不可攻下，以脾约丸润之。食伤太阴，腹满而食不化，腹响，然不能大便者，以苦药泄之。如血燥而不能大便者，以桃仁酒制大黄通之。风结燥而大便不行者，以麻子仁加大黄利之。如气涩而大便不通者，以郁李仁、枳实、皂角仁润之。”李杲特别强调，治疗大便燥结，必须究其根源，不可一概应用攻下药，否则会损伤津液，导致更加严重的燥结，甚至导致不治。

（六）伤寒

李杲并非只疗内伤之疾，对于伤寒的治疗也很有建树。在其著作中有《伤寒会要》及《伤寒治法举要》，惜两书已经亡佚，故后世不得而见。虽然对于伤寒的治疗和理论，不见于李杲现存著作之中，但其弟子王好古所撰《此事难知》之中多有论述，因而李杲有关伤寒的理论与治法赖其而存一二。王好古《此事难知·序》曰："天其勤恤，俾我李公明之授予及所不传之妙。"《此事难知》所载伤寒理论多承袭自李杲，从中也可了解其对于伤寒的治疗大法。

1. 论伤寒之源

《此事难知》论伤寒所感，仍本李杲的内伤理论，认为外感六淫之所以能侵袭人体，则必有内伤才可致病。《此事难知·伤寒之源》中论及"冬伤于寒，春必温病"的原因，引用《素问·四气调神大论》"逆冬气，则少阴不藏，肾气独沉"，又引《素问·金匮真言论》"夫精者身之本也，故藏于精者春不病温"，此外还引用"不妄作劳""不知持满""水冰地坼，无扰乎阳"等《内经》之论，强调冬季劳倦过度，则损伤本当内藏之阳气而伤肾水，至春季木旺而水废，则生温病。其病惟有房室劳伤之人与辛苦之人得之，主要是"因房室劳伤与辛苦之人腠理开泄，少阴不藏，肾水涸竭而得之。无水则春木无以发生，故为温病。至长夏之时，时强木长，因绝水之源无以滋化，故为大热病也，伤寒之源如此"。其论伤寒之源，仍以劳倦过度而成内伤，感外邪而为温病。故云："非天气伤人，乃人之自伤。"其防治原则为劳逸有常，即"人能不扰乎肾，则六阳安静于内，内既得以安，外无自而入矣"。"故周密于冬，少阴得法于内，腠理以闭拒之，虽有大风苛毒莫之能害矣，何温病之有哉"（《此事难知·冬伤于寒春必病温》）。

对于伤寒两感，《素问·热论》云："岐伯曰：两感于寒者，病一日则巨阳与少阴俱病，则头痛口干而烦满；二日则阳明与太阴俱病，则腹满身热，不欲食，谵言；三日则少阳与厥阴俱病，则耳聋囊缩而厥，水浆不入，不知人，六日死。”《素问·热论》强调“两感于寒”的病位、传变及疾病的危重性，未论及病邪传入的途径。《此事难知》在此基础上，论及两感由背俞、鼻息而入。其曰：“太阳者，腑也，自背俞而入，人之所共知；少阴者，脏也，自鼻息而入，人所不知也。”由鼻息所入者，则伤于肾，认为“肾为水也，水流湿，故肾受之。经曰‘伤于湿者，下先受之’，同气相求耳。又云‘天之邪气感，则害人五脏’。”（《此事难知·问两感邪从何道而入》）统而言之，由太阳而入为冬伤于寒，即外感风寒所致；入于少阴则是由于先有内伤“冬不藏精”所致。对于两感之预后，《内经》以为不免于死，《此事难知》则指出所感有深浅之不同，“虚而感之深者必死，实而感之浅者，犹或可治”，并立大羌活汤以治疗之。

2. 论太阳六传

《伤寒论》有六经辨证提纲。如“太阳之为病，脉浮，头项强痛而恶寒”。“阳明之为病，胃家实是也”。“少阳之为病，口苦咽干目眩”。“太阴之为病，腹满而吐，食不下，自利腹痛”。“少阴之为病，脉微细，但欲寐”。“厥阴之为病，消渴，气上撞心，心中疼热，饥而不欲食，食则吐蛔”。这是六经病变的基本辨证标准。《此事难知》中论伤寒仍本“六经辨证法则”。凡风寒外伤首犯太阳经，因“太阳循身之表”，为一身之外卫。病在太阳，如不能抗御外邪，必致传变六经，由表入里。大抵外邪侵入，多从太阳经开始，所以有“太阳六传”的论述。其论伤寒之传，不同于《素问·热论》所谓伤寒一日太阳、二日阳明、三日少阳、四日太阴、五日少阴、六日厥阴为始终顺序的传经论。《此事难知·太阳六传》指出，太阳者乃巨阳也，为诸阳之首，膀胱经病若渴者，自入于本也，名曰传本。太阳传阳明胃土者，名曰巡经传，为发汗不彻利小便，余邪不尽，透入于里也。太阳传少阳胆木者，名曰越经传，为元受病脉浮无汗，当用麻黄而不用之故也。太阳传少阴肾水者，名曰表传里，为得病急当发汗而反下，汗不发所以传也。太阳传太阴脾土者，名曰误下传，为元受病脉缓有汗，当用桂枝，而反下之所致也，当时腹痛、四肢沉重。太阳传厥阴肝木者，为三阴不至于首，惟厥阴与督脉上行与太阳相接，名曰巡经得度传。

由于外感伤寒为太阳经受邪，其疾病首在太阳经。若传入膀胱经，出现若渴者，为传入本经，名曰“传本”。太阳循经顺经传阳明胃经者，名曰巡经传。如果太阳病脉浮无汗，当用麻黄汤发汗而不用，亦能越过阳明而传入少阳经，名曰越经传。如果太阳病脉缓有汗，当用桂枝汤解肌而误用下法，亦能越过阳明少阳而传入太阴，导致身重腹痛，名曰误下传。太阳与少阴是表里关系，太阳病当汗不行，反用下法，引邪传入少阴之里，名曰表里传。太阳与阳明是阴阳首尾交接的经脉，三阴经脉不上头，惟厥阴与督脉上行与太阳会于额，名曰巡经得度传。

3. 论“三法五治”

《此事难知》中论伤寒治疗时总结出“三法五治”法则。三法，为根据疾病的发展过程和特点进行治疗，三法分“初、中、末”。五治是根据疾病不同情况，体之虚实、症之轻重、治之缓急等，灵活而用。五治为“和、取、从、折、属”。其曰：“夫治病之道有三法焉，初中末也。”又曰：“初治之道，法当猛峻者，谓所用药势，疾利猛峻也。缘病得之新暴，感之轻得之重，皆当以疾利猛峻之药，急去之。”（《此事难知·三法五治论》）一切疾病初期，不论病轻病重，都应按轻重不同程度，使用猛剂祛邪。所谓猛剂，指用或发汗，或泻下，或引吐，或消导的方剂，以祛邪保正为急，即张从正所说“邪去正自安”之意。

《此事难知·三法五治论》云：“中治之道，法当宽猛相济，为病得之，非新非久，当以缓疾得中之养正祛邪，相兼济而治之。养正祛邪者，假令如见邪气多正气少，宜以祛邪药多，正气药少。凡加减药法，如此之类。

更以临时对证消息，增减用药，仍依时令行之无忌也，更加针灸，其效甚速。”病在中期，应该攻补兼施，即所谓宽猛相济。因为此时邪未去而正气伤，故不可偏攻或者偏补。如专用攻邪，不顾正气，那就正不敌邪，邪气愈深而正气愈夺。如专用扶正，邪势方盛，没有不反助邪而邪更张的。这种情况下，应当扶正、祛邪同时使用，一方面解散入侵的外邪，一方面增强机体的抗御力。邪胜以攻邪为主，辅之以扶正，邪去而正自安；正伤以扶正为主，佐之以攻邪，正胜而邪自去。根据邪正之强弱增减用药。

《此事难知·三法五治论》云:“末治之道，法当宽缓。宽者，谓药性平善，广服无毒，惟能养血气安中。盖为病证已久，邪气潜伏至深，而正气微治，故以善药广服。养正多而邪气自去，更加以针灸，其效必速。”在疾病末期，由于疾病缠绵日久，正气与邪气均已衰减，尤其正气为病，邪劫夺气阴，此时应当扶正以祛邪，扶正培元，正气复而病邪自去。

所谓五治，是指“疗病之道，有五治法焉，和、取、从、折、属也”。

“一治曰和。假令小热之病，当以凉药和之，和之不已，次用取”。“在内者，以内治法和之；气微不和，以调气法调之；在外者，以外治法和之。其次，大者以平气法平之”。“调”之与“平”，都是和法。此言“和”的意义，不同于“八法”中的和法。八法中的和法，是针对不能汗、下者而言。这里所讲的和法，指轻病在内从内解决，在外从外解决，气不和就调气，大病用方也相应加大，用平气法把病情及时平定下来。

“二治曰取，为热势稍大，当以寒药取之。取之不已，次用从”。此为正治之法，所谓热者寒之，寒者热之。若以此法治疗无效，则考虑用从治法。

“三治曰从，为势既甚，当以温药从之，为药气温也，味随所为。或以寒因热用，味通所用；或寒以温用，或以发汗之。不已，又再折”。此为反治法，在用正治法无效之时就考虑反治法。例如：是否为真寒假热或真热假寒之证，或为李杲所论阴火之证？若是真寒假热之病，阴寒之邪在内，格阳于外，显示假热之象，则用姜附热药以收散越之阳气，名曰“从治”。若元气虚而阴火上冲，则以甘温除热之法，以甘温之味补元气，甘寒祛阴火，使元气复而阴火自消。

“四治曰折，为病势极甚，当以逆制之，逆制之不已，当以下夺之，下夺之不已，又用属。”如从治不效，病势极盛，当用“折”的方法。热证用寒以制其热，寒证用热以制其寒，反其势而直折之。这种治法应果断使用，不能犹豫，犹豫则生变。“逆制”，即以寒制热、以热制寒。

“五治曰属，为求其属以衰之。缘热深陷在骨髓间，无法可出，针药所不能及，故求其属以衰之。缘属之法，是同声相应，同气相求。经曰：陷下者衰之。夫衰热之法，同前所云。火衰于戌、金衰于辰之类是也。如或又不已，当广其法而治之。譬如孙子之用兵，若在山谷则塞渊泉，在水陆则把渡口；在平川广野，当清野千里。塞渊泉者，刺俞穴；把渡口者，夺病发时；前清野千里者，如肌羸瘦弱，宜广服大药以养正”。衰，指用药衰减病邪。如果折之不愈，病根深陷于内，元气伤残，则当求其属，以衰其势。好像孙子用兵一样，“塞渊泉、把渡口、清野千里”，要使方药、针灸结合进行，预堵伏邪与扶养正气。

二、妇科病证治

李杲除擅治内伤杂病外，对妇科病也很有建树。妇人病主要为经、带、胎、产病，以血为事，易为七情所伤，其内伤往往多于男子。李杲在《兰室秘藏》专列妇人一门，载论 3 篇，方证 35 个，为诸门之首。

（一）闭经

《兰室秘藏・妇人门》第一篇为“经闭不行有三论”，指出闭经有三种原因。首先引用《素问·阴阳别论》“二阳之病发心脾，有不得隐曲，女子不月”，认为女子闭经是本于二阳，二阳为足阳明胃与手阳明大肠。胃主津，大肠主液，两者受损则津液不足。月经之本源为血，血为津液所化，同时脾胃为气血生化之源，而心又主血，故上述脏腑受伤，则气血津液不足，自然出现闭经。因此，李杲曰：“妇人脾胃久虚，或形羸气血俱衰，而致经水断绝不行，或病中消，胃热，善食，渐瘦，津液不生。”此为其论闭经成因的主要观点。从李杲的内伤和阴火理论来看，闭经的病因还有另一方面。脾胃受损则元气不足，元气虚则阴火必然上冲，即所谓“元气与火不两立，一胜则一负”。李杲论闭经之机理，为脾胃元气既虚，阴火乘其脾胃，化为胃热；火热耗伤津液，津液枯竭，则见“肌肉消瘦，时见渴躁，血海枯竭”，而发生闭经。这种病机称之为“血枯经绝”。若包络之火由下而来，则“脉洪数，躁作时见，大便秘涩，小便虽清不利”。李杲又曰：“《内经》所谓小肠移热于大肠，为癥瘕，为沉，脉涩不利，则月事沉滞而不利，故云为癥瘕为沉也。”阴火灼伤冲任，使血脉滞涩而为癥瘕，月经亦不行，此为火灼而致血瘀，为“血海干枯”。另外，由于劳心而致心火（即阴火）上行，其阴火上行而迫心肺，可导致闭经，如《兰室秘藏·妇人门》所云“今气上迫肺，心气不得下，故月事不来也”。李杲论治法，也很明确地指出当补中益气，兼泻阴火。补中益气则阳生阴长，泻阴火则火去而血生。但依据具体证候又有所差异，由于阴火乘脾胃者，当“泻胃之燥热，补益气血”；由包络之火导致者，“宜调血脉，除包络中火邪，而经自行矣”；由劳心而致心火上行者，宜“安心和血泻火，经自行矣”。总之，李杲认为，经闭是因脾胃气虚，阴火上冲，热伤元气，热伤血脉所致，而治疗当补益脾胃元气，养血润燥，兼泻阴火。

（二）崩漏

就月经病而言，在《兰室秘藏》中记载比较多者为崩漏，有论一篇，方证9个。妇女阴道不规则出血称为崩漏，其来势急迫，出血量多者，称为“崩”；来势较缓，出血淋沥不断者，称为“漏”。崩与漏在发病过程中常互相转化，如崩血渐少可能致漏，漏势发展又可转变为崩，故临床常崩漏并称。其病机，《素问·阴阳别论》云“阴虚阳搏谓之崩”。此言脾胃虚损，因而元气虚，气虚不能摄血，又加之元气虚则阴火盛，或脾胃虚所致湿热盛，则迫血为崩为漏。《兰室秘藏·妇人门·经漏不止有二论》论及崩漏的两种情况。

第一种为“脾胃有亏，下陷于肾，与相火相合，湿热下迫，经漏不止”，即脾胃亏虚而湿热下迫，与下焦相火相合，迫血妄行，导致崩漏。这种崩漏，经血颜色紫黑有块，由于湿热下迫熏蒸，其气味难闻，“如夏月腐肉之臭”。又兼有白带及赤带者，白带脉必弦细，为寒湿盛于中而下迫，赤带脉洪数疾则为热。此种崩漏必同时见腰痛或脐下痛。在临经欲行时，先见寒热往来，两胁急缩。脾胃虚弱者，则脾胃元气不足之证表现得更为明显，有四肢困热、心中烦闷、不得安眠、心下急等临床表现。其治疗“宜大补脾胃而升举血气”，脾胃复常则阴火自消，湿热自去；升举阳气，补益中气，气得以摄血，则血止崩漏得愈。

第二种为“或人故贵脱势，人事疏少；或先富后贫，心气不足，其火大炽，旺于血脉之中，又致脾胃饮食失节，火乘其中”，指由于社会地位和经济情况的变迁，导致情志变化，为情绪所郁结；或情志过极而化火，心气不足，阴火炽盛，伤于血脉；又因饮食不节，损伤脾胃，阴火乘于其中，于是发崩漏之病。这种情况下，崩漏多为情志异常所致，如《素问·疏五过论》所论“脱营”“失精”等，是由于“尝贵后贱”“尝富后贫”，因而“志意内伤，虽不中邪，病从内生”，且“不在脏腑，不变躯形”，故一般在形体上没有太大变化，“形质肌肉容颜似不病者”，所谓神病而形不病。临床可见经水不时而下，或适来适断，或是经水大流不止等。治疗这种病证，首先要用语言调理患者情志，即“先说恶死之言劝谕，令拒死而心不动”，也就是劝说患者，使其因厌恶死亡而坚定其意志，同时调理情志，使情志舒缓愉悦。心情舒畅则心火下降，病因得以解除。同时，“以大补气血之药，举养脾胃”，使元气得复，“微加镇坠心火之药治其心”，合成“补阴泻阳”之药剂，则崩漏自然痊愈。

关于崩漏的治疗，李杲认为，崩漏之病机为脾胃内伤，清阳不升，湿热下注，阴火妄行；或心气不足，阴火炽盛而乘脾，以至于崩漏。其曰：“夫人之身，亦有四时，天地之气，不可止认在外，人亦体同天地也。”（《兰室秘藏·妇人门》）而天地四时有升降浮沉之动，人体亦应之。而崩漏之疾，有降而无升，为“患者周身之血气常行秋冬之令，阴主杀，此等收藏之病”，其为阳气不升。人体正常应该令谷气上行，但此时患病，则“人周身血气皆不生长，谷气又不胜”，故其治疗应当“大升大举，以助生长，补养气血，不致偏竭”。此乃本升降浮沉之理，致使人体气血恢复正常。

李杲举一病例：“一妇人经候，黑血凝结成块，左厢有血瘕，水泄不止，谷有时不化，后血块暴下，并水俱作，是前后二阴有形之血脱竭于下，既久，经候犹不调，水泄，日见三两行，食罢烦心，饮食减少，甚至瘦弱。”（《兰室秘藏·妇人门》）此案治以益胃升阳汤。该方为补中益气汤加炒神曲、生黄芩，并重用白术、黄芪，以突出补中升阳、和胃清湿热之治法。李杲认为，“血脱益气，古圣人之法也。先补胃气，以助生发之气，故曰阳生阴长。诸甘药为之先务，举世皆以为补，殊不知甘能生血，此阳生阴长之理也。故先理胃气，人之身内，胃气为宝”（《兰室秘藏·妇人门》）。因此，其对于崩漏之疾，以此益胃升阳之法治之。

若病情略有不同，则在上文所列之治法基础上加减之。如女子漏下恶血，月事不调；或暴崩不止，日久，见所下之血色淡而质稀有如水浆，同时出现怠惰嗜卧、四肢不收、困倦乏力、无气以动、气短的表现，属脾虚湿胜，当以升阳除湿的方法治疗，方用升阳除湿汤，即在益胃升阳汤益胃升阳的基础上，加独活、蔓荆子、防风、藁本、羌活、苍术等大量风药，以升阳胜湿。然而，李杲认为这种治法“乃从权之法，用风胜湿，为胃下陷而气迫于下，以救其血之暴崩也”。为了挽回崩漏而胃气下陷，气迫于下而用，当病情稍微好转之时，必两顾气血，“必须黄芪、人参、炙甘草、当归之类数服以补之”，如“于补气升阳汤中加以和血药便是也”。其原因为脾胃为气血之根蒂，治则必固其本，不可或忘。

又如另一个医案：“丁未仲冬，郭大方来，说其妻经水暴崩不止，先曾损身失血，自后一次缩一十日而来，今次不止，其人心窄，性急多惊。以予料之，必因心气不足，饮食不节得之，大方曰无。到彼诊得掌中寒，脉沉细而缓，间而沉数，九窍微有不利，四肢无力，上喘气短促，口鼻气皆不调，果有心气不足、脾胃虚弱之证。胃脘当心而痛，左胁下缩急有积，当脐有动气，腹中鸣，下气，大便难，虚证极多，不能尽录。”（《兰室秘藏·妇人门》）此案较为复杂，病在冬季，外寒束表，内有阴火上冲。患者本身性急多惊，故有情志过极，有饮食不节，脾胃虚弱而心气不足。其治疗则必“安心定志，镇坠其惊，调和脾胃，大益元气，补其血脉，令养其神”，同时配伍麻黄、桂枝、杏仁、草豆蔻等辛热之药，以去其寒邪，并用少量生地黄、黄连养阴降火。

另如“妇人经脉漏下不止，其色鲜红。时值七月处暑之间，先因劳役，脾胃虚弱，气短气逆，自汗不止，身热闷乱，恶见饮食，非惟不入，亦不思食，沉懒困倦，四肢无力，大便时泻。后再因心气不足，经脉再下不止，惟觉气下脱，其元气逆上全无，惟觉心腹中气下行，气短少不能言，是无力以言，非懒语也”（《兰室秘藏·妇人门》）。此案则为病在暑天，其因劳役过度所致。因天时则有暑湿之邪，其症状中有脾胃虚弱，也有暑湿之象。其主治方剂为当归芍药汤，以当归、芍药、熟地黄养血益阴，黄芪、炙甘草、白术、橘皮、柴胡益气升阳，则阴阳得以平和，兼以生地黄清火热，苍术祛湿，则为兼顾时令用药，与上文所言之医案略似。

又如丁香胶艾汤之方证，其病崩漏不止，因为“心气不足，劳役及饮食不节”，而造成心脾不足，同时又有胞宫虚寒证。“自觉脐下如冰，求厚衣被以御其寒，白带白滑之物多，间有如屋漏水”，其为气血大虚，阳不摄阴。丁香胶艾汤，以丁香温补肾脾，同时以艾叶暖宫祛寒，为主药；配伍阿胶四物汤补血活血，而为温阳补血之剂。此为《金匮要略》中芎归地黄汤的发展。反之，凉血地黄汤之方证，为“肾水阴虚，不能镇守包络相火，故血走而崩”，即肾阴虚，水不制火，相火旺盛，迫血妄行而为崩漏。其治首先急则治其标，故用生地黄、黄芩、黄连、知母、黄柏清火坚阴，凉血止血；以甘草、升麻、柴胡、当归、川芎、红花益气升阳，补血活血，标本兼顾；又用大量风药防风、荆芥、羌活、蔓荆子、藁本、细辛以升阳，挽回下陷之气。

又如“经水不止，如右尺脉按之空虚，是气血俱脱，大寒之证。轻手其脉数疾，举指弦紧或涩，皆阳脱之证，阴火亦亡；见热证于口鼻眼，或渴，此皆阴躁，阳欲先去也”（《兰室秘藏·妇人门》）。此证为真热假寒之证，气血俱从下脱，元气极虚，见阴躁，其病危重，为阳脱阴亦欲亡。此证急用升阳举经汤治疗之。李杲言其治法“当温之、举之、升之、浮之、燥之，此法当大升浮血气”。升阳举经汤用补中益气汤合桃仁四物汤，益气升阳，活血补血。又以附子、肉桂、细辛大热之品温通命门阳气，阳气得复则阴不得脱，则下焦之虚脱得以固。同时加用防风、羌活、独活、藁本等风药以升阳，加强前药升阳之效果，以急挽下陷之势。

（三）白带病

白带病为妇科常见病，李杲所论白带病以虚寒证为多，主要为内伤阳气所致，为陷下不足之证。白带病总体上可分为两类：一类为肝脾两病，为阴伤及阳；另一类涉及肝脾肾，三阳皆虚，阳虚而寒盛。

第一类为脾虚而中气下陷，带多而血海将枯，津液枯而损及于阳所致。症见白带不止，身重少气，身黄皮缓，兼见阴冷如冰，阴中痛。主治方剂为助阳汤、补经固真汤、调经补真汤。其主要治则为补中益气，配以风药以升阳，而求其本，补阳使阴生阳长。《兰室秘藏·妇人门》医案载“白文举正室，白带常漏久矣，诸药不效。诊得心包尺脉微，其白带下流不止”。李杲引王叔和语曰：“崩中日久为白带，漏下多时血水枯。”此患者开始之病为崩漏，崩漏日久血少，由津液亏虚而伤阳气，“故白滑之物下流不止”，肝经“血海将枯，津液复亡，枯干不能滋养筋骨”。其用柴胡为肝经之引经药，又以郁李仁等大辛甘而油腻之药，润其血海，润其枯燥，而滋益津液；用干姜等“大辛热之气味药，补其阳道，生其血脉”，同时温中燥湿，并固带脉；以苦寒之药，若黄芩等，泄其肺而救上；热伤气，以人参补之，以微苦温之药为佐而益元气。又如，调经补真汤方证为白带发于冬令兼有寒湿，见阴户中寒，则再加重益气祛寒、升阳除湿。

如胞中有寒湿，“白带久下不止，脐腹冷痛，阴中亦然”，同时“目中溜火”，视物昏花，“齿皆恶热饮痛，须得黄连细末擦之乃止。惟喜干食，大恶汤饮”(《兰室秘藏·妇人门》)。其证属下寒上热，为脾胃亏虚，寒湿在下，阴火上冲所致。脐腹冷痛，阴中也冷痛，为下寒的表现；患者喜干食，不喜汤饮，是因为寒湿乘其胞内；“目中溜火”，视物昏花，牙齿浮动，恶热饮痛，为上热。李杲认为，“目中溜火”为“肝经阴火上溢走于标”，肾水侵肝而上溢，故视物昏花，牙齿不喜热饮为“阳明经中伏火”。根据其病机与表现，方用固真丸，以升阳泻火，敛涩固脱，大泻寒湿。以酒制白石脂、白龙骨合炮干姜，温中燥湿，涩以固脱，而固护带脉。以当归大和血脉，柴胡、芍药养肝气。反佐黄柏，泻阴火，为寒因热用，在应用温燥药的同时，以之坚阴泻火，为“伏其所主，先其所因”之意。

第二类为阳虚而寒盛之白带病，则为前一类白带病的进一步发展，症见“白带下疰，脚气，腰以下如在冰雪中，以火焙炕，重重厚棉衣盖其上，犹寒冷不任，寒之极也。面白如枯鱼之象，肌肉如刀割削，瘦峻之速也。小便不止，与白带长流而不禁固，自不知觉，面白，目青蓝如菜色，目䀮䀮无所见。身重如山，行步欹侧，不能安地，腿膝枯细，大便难秘，口不能言，无力之极，食不下，心下痞，烦心懊侬，不任其苦。面停垢，背恶寒，小便遗而不知。此上中下三阳真气俱虚欲竭，哕呕不止，胃虚之极也。脉沉厥、紧而涩、按之空虚。若脉洪大而涩、按之无力，犹为中寒之证，况按之空虚者乎？按之不鼓，是为阴寒，乃气血俱虚之极也”(《兰室秘藏·妇人门·经漏不止有二论》)。证属白带日久，真气大衰，阳虚阴盛，下寒上热，病情复杂，其治疗主方为酒煮当归丸，以温阳摄阴，暖肝回阳。

（四）半产误用寒凉之药论

《兰室秘藏·妇人门·半产误用寒凉之药论》，为李杲医论中论述分娩半产疾病的篇章，主要论述半产误用寒凉之药所致病证的调治。凡是半产的妇人，胎元不足，冲任脉虚，血不荫胎，往往妊娠到三、五、七个月小产。小产多半由于胎元不足，比正产尤当注意，必须大补胎元，滋益肝脾，充实冲任。“妇人分娩及半产漏下，昏冒不省，瞑目无所知觉”。这样的患者，因分娩半产漏下而大失血之后，“因血暴亡，有形血去，则心神无所养”。心与包络之火为君火与相火，“得血则安，亡血则危”。失血之后，阴火上炎，令人昏冒，火上冲而伤肺，出现“瞑目不省人事”。其主要原因都是由于阴血暴去，不能抑制君火与相火。此时虽有热象，实为阴虚血虚而导致阴火上炎。此时，医者“往往用滑石、甘草、石膏之类”辛甘大寒之药。李杲认为“是血亏泻气，乃阴亏泻阳，使二者俱伤，反为不足”；或“虚劳之病，昏迷不省者，上焦心肺之热也”。对于此类热证，应以微微发汗而解其热，若反用寒凉之药攻下，则暴亏气血，导致患者有生命危险。而半下之病，本身并无邪气，是突然失血造成的病患，应当补血。同时，由于为“血下降亡，今当补而升举之”，而且从升降浮沉而言，血之暴下，为气若秋冬所行的沉降，为气陷，应当升举阳气，其治法为补血养血，生血益阳，重在补肝血之不足。用方为全生活血汤。此方以四物汤为基本方，以生血补血，用多味风药如蔓荆子、防风、葛根、升麻、羌活、独活、藁本等以升举清阳，加甘草以缓中，以升阳固中。在方中仍以四物汤为主，风药用量宜轻，不必全用。全方并无止血之药，与少许红花活血，当归身补血，寓有瘀血不去，新血不生之意。此亦合缪希雍所言血证之“宜行血，不宜止血”之意。

（五）妇科杂病

1. 血积

李杲在《兰室秘藏·妇人门·半产误用寒凉之药论》中记载，以增味四物汤治妇人血积。其方以四物汤养血活血，以三棱、莪术破血消积，干漆破瘀血，肉桂祛寒温经，破痃癖癥瘕。诸药合而用之，有养血破瘀、化癥消积的作用，可疗血积，为疗妇人癥积之方。

2. 耳鸣、鼻不闻香臭

《兰室秘藏·妇人门》中，以温卫补血汤治妇人“耳鸣、鼻不闻香臭，口不知谷味，气不快，四肢困倦，行步欹侧，发脱落，食不下，膝冷阴汗，带下，喉中吩吩，不得卧，口舌嗌干，太息，头不可以回顾，项筋紧，脊强痛，头旋眼黑，头痛欠嚏”。上述病证，属脾胃虚弱，元气不足，阴火上冲；同时因脾胃虚弱而寒湿下行。李杲引《素问·通评虚实论》“头痛耳鸣，九窍不利，胃肠之所生也”，指出“胃气一虚，耳目口鼻，俱为之病”，故见耳鸣、鼻不闻香臭、口不知谷味等。脾胃气弱，故食不下；脾虚生湿，寒湿下行，故四肢困倦、膝冷阴汗、带下；阴火上冲，故口舌嗌干、头旋眼黑、不得卧。脾胃气虚，卫阳不足，故寒邪趁而袭表，故见项筋紧、脊强痛、头痛欠嚏等。以温卫补血汤治之，其方以生地黄、白术、黄芪补中益气为主，佐以黄柏、甘草甘寒泻阴火，配伍牡丹皮、地骨皮、桃仁、葵花、王瓜根益气活血，丁香、藿香、苍术、吴茱萸开胃化湿，使胃气来复而通行孔窍，气血通利，阴火得降而寒湿与表邪尽去，而诸症尽愈。

3. 肢体麻木

妇人肢体麻木，亦为临床较为常见的病证。关于麻木，李杲认为主要以气虚夹湿为主。其曰："麻者，气之虚也。真气弱，不能流通，填塞经络，四肢俱废，故生麻木不仁。"（《证治准绳·杂病·着痹门》引李杲文）如李正臣夫人病案："诊得六脉俱中得弦洪缓相合，按之无力。弦在上，是风热下陷入阴中，阳道不行。其证闭目则浑身麻木，昼减而夜甚，觉而开目则麻木渐退，久则绝止，常开其目，此证不作。惧其麻木，不敢合眼，致不得眠。身体皆重，时有痰嗽，觉胸中常似有痰而不利，时烦躁，气短促而喘。肌肤充盛，饮食不减，大小便如常，惟畏其麻木，不敢合眼为最苦。"其主要症状为麻木闭目则作，昼减而夜甚，开目则麻木渐退，是卫阳气虚，不能行于肌表所致。《灵枢·卫气行》云"卫气之行，一日一夜五十周于身，昼日行于阳二十五周，夜行于阴二十五周……平旦阴尽，阳气出于目，目张则气行于头"，进而遍布全身。今卫阳气虚，其阳气不足，但仍为平旦阴尽而阳气相对盛，阳气随目张而行于头，故其麻木也是昼减而夜甚，开目则麻木渐退，闭目则作。因此，李杲云："《内经》曰：阳盛瞋目而动轻，阴病闭目而静重。又云：诸脉皆属于目。《灵枢经》云：开目则阳道行，阳气遍布周身。闭目则阳道闭而不行，如昼夜之分，知其阳衰而阴旺也。"对于麻木的病机，李杲认为非有风邪，是气不行。同时指出"经脉中阴火乘其阳分，火动于中，为麻木"。这种麻木又时见燥作，即燥热发作，麻木亦甚；燥热消退，麻木亦轻。这是因为脾胃虚弱，故元气虚，元气与火不两立，故生阴火；阴火上冲，虚火更伤卫阳，故麻木突然发作，又可见气短促而喘。由于脾虚生湿，湿阻气机，亦可产生麻木。身体皆重亦由于湿，“身重脉缓者，湿气伏匿而作也”。由于卫阳气虚，故易受时令寒暑影响，“秋凉在外，在上而作”，故“时痰嗽”。其治法“当升阳助气益血，微泻阴火与湿，通行经脉，调其阴阳”，方用补气升阳和中汤。方中以补中益气汤为主，补气升阳，配伍白芍，合当归以和血脉。佐以甘草、酒黄柏，以甘寒泻阴火，遏制燥作之势。用苍术、茯苓、泽泻，以上下分消其湿。因秋凉外客，故有痰嗽，故用草豆蔻、佛耳草，草豆蔻辛温，以益气而实皮毛祛寒，佛耳草温肺化痰止咳。

又如温经除湿汤证，其主要表现为十月霜冷后，出现四肢无力、合眼麻木、开目不麻、恶风寒、头旋眩晕、近火则发、醋心嘈杂等证。合眼麻木、开目不麻亦同于上文之病案，为卫阳气虚，然其发于十月霜冷之后，外寒束表，较前案卫阳更虚，麻木外兼见恶风寒。脾胃虚弱，则四肢无力。阴火上冲则头旋眩晕，近火则发。湿阻气机，浊气不降，故醋心嘈杂。因此，治疗除与补气升阳和中汤基本相类外，又加麻黄、羌活、独活，以加重升阳达表、益气祛寒的作用。由于外寒更重，则抑制阳气，阳气郁则阴火更逆而上冲，寒湿于下更重，故亦相应以黄连、黄柏、苍术、猪苓、泽泻以加重泄湿热之效。针对阴火上冲，浊气不能下降，故用木香、神曲以理气和中。

4. 遍身骨节痛

麻黄桂枝升麻汤证，其麻木之证与前同，但又有遍身骨节疼、身体沉重、饮食减少、腹中气不运转等证。其中，遍身骨节疼为外寒较前更重，而脾胃更为虚弱，则湿更重，阻滞气机，故饮食减少，腹中气不运转。针对于此，李杲表里兼顾，在补中益气汤去柴胡、当归、白芍的基础上，加麻黄、桂枝、附子，以辛热祛寒，行痹止痛。加半夏、厚朴、生姜、木香理气和中。

5. 身重有痰

妇人风痰证，为临床所常见，表现为身重有痰、恶心欲吐。李杲认为，其为胃气弱，风邪羁绊于脾胃之间。治以白术茯苓汤，以白术、茯苓、半夏、生姜健脾和胃，化痰降浊。配以神曲、麦芽面，助脾胃运化，使饮食之气化为精微，而不生湿，则风痰所致病证自愈。

6. 劳倦自汗

人参补气汤、黄芪白术汤，皆治妇人劳倦自汗。其主要病机为元气不足，卫气不固。元气不足则阴火上行，阴火迫液而为汗，故治疗主要以补气升阳、养血泻火为治则。人参补气汤证，表现为四肢懒倦，自汗无力，主要以劳倦内伤，损伤元气为主，故集中于补气升阳。而黄芪白术汤证，兼有上至头、齐颈而还、恶风、头痛燥热之征，故用细辛、吴茱萸、川芎、羌活合黄柏等，以升中有降，兼顾头为诸阳之会的病机变化。

三、儿科病证治

李杲论治小儿疾病，主要以惊风、瘢疹、疳积为主。惊风分为急惊风与慢惊风，瘢疹分为脓疱、小红瘢、瘾疹，疳积为营养不良和虫积所致病证。这三种病证对小儿健康影响较大，故李杲在《兰室秘藏·小儿门》中加以论述。

（一）惊风

小儿惊风有急惊风、慢惊风两种。急惊风为受惊而发病，李杲认为，“肝风木也，主惊；心热火也，主动”，治宜除风火而镇静安神。慢惊风为由于妄用快利食药，损伤脾胃，令小儿久泻不止；或者因乳食不调而成吐泻，也令脾胃虚弱。《素问·天元纪大论》云：“不足而往，有余从之。”因此，风木侵袭脾胃，可致慢惊风。

1. 急惊风

急惊风往往见抽搐，小儿心神脆弱，易于受惊，因惊而生火聚痰，症见潮热、啼哭、不能安睡、目窜、头摇、口燥、心烦、抽搐、吐乳、大便青绿、小便短赤、脉数、指纹青紫等。急惊风，惊则风动火浮，是因为肝风主惊，心火主动，为火来木中，子令母实。实则泻其子，钱乙以凉泻之，故泻肝之实，以泻青丸、导赤散治疗。如《素问·至真要大论》所云："风淫所胜，平以辛凉。"若为外物所惊，应当镇静，以黄连安神丸（黄连、甘草、朱砂），灯心草煎汤送服。急惊风如因惊气所动，合目则惊，闻声则悸，用寒水石安神丸，即钱氏安神丸（寒水石、麦冬、茯神、山药、牙硝、朱砂、甘草、冰片）以泻火清心，镇惊安神。急惊风为风火相扇之证，李杲认为最忌用辛温之品，因辛散浮温热为火，能令母实。惊风为"惊生火，火生风"，辛温升浮之品，令风火相扇，又助心火，心火过盛则肝风益动，则出现目窜抽搐等证，故用以上安神丸等镇静安神。不能过用苦寒之品，若凉惊丸之类，因为肝木旺则必克脾胃，心火旺则泻脾土之气，而脾气益弱，故应先补益脾胃，然后泻肝。阎孝忠编集钱乙之方，用益黄散补土，其实大误。因"其药有丁香，辛热助火，火旺土愈虚矣。青橘皮泻肺金，丁香辛热，大泻肺与大肠。脾实当泻子，今脾胃虚反更泻子而助火，重虚其土，杀人无疑矣"（《兰室秘藏·小儿门·治惊论》）。李杲认为"其风木旺证，右关脉洪大，掌中热，腹皮热"，不可以助火泻金。

2. 慢惊风

慢惊风之病机为脾虚肝旺。脾胃元气亏虚，故出现神疲气弱、沉睡露睛、冷汗不止、手指发凉、口鼻气冷、虚烦便泄、指纹红细、舌质淡干等，治当"泻火补金，大补其土"，方用黄芪汤（加白芍尤妙）。其方用黄芪、人参、炙甘草甘温温补元气，甘能泻火。《素问·至真要大论》云："热淫于内，治以咸寒，佐以甘苦，以酸收之，以苦发之。"《兰室秘藏·小儿门·治惊论》中将其归结为“热淫于内，以甘泻之，以酸收之”。白芍酸寒，寒能泻火，酸能泻肝，而大补肺金。脾肺之气旺足以制火，则肝风不能克脾，继而又泻肝火，则病得以愈。

还有与“火乘脾胃”相反的“寒乘脾胃”的慢惊风证。这种病证由于久泻脾虚，寒水反侮脾胃，故中寒呕吐腹痛，泻痢青白，口鼻中气冷。这才是钱氏益黄散的适应证。若因过用热药巴豆之类则损伤脾胃，或者因为暑天伤于热，而造成慢惊风的，不可用钱氏益黄散，应以人参安胃散治疗。其中，甘草、人参、黄芪性味甘温，能补元气，甘能泻火补土；白茯苓甘平，白芍酸寒，补肺金之不足；陈皮、黄连苦寒为佐，退火邪。如此则补脾胃益肺金，泻肝火，则风证不可发作。

（二）瘢疹

瘢疹分为脓疱、小红瘢、瘾疹三类。这三类瘢疹初起证候相同，均“面燥腮赤，目胞亦赤，呵欠烦闷，乍凉乍热，咳嗽嚏喷，足稍冷，多睡惊，并疮疹”。脓疱，即后世之天花。小红瘢表现为“起而成粒，匀净而小，其形如疥，其色若丹，以火照之，隐隐皮肤之下，以手摸之，磊磊肌肉之间”，其表现即为麻疹。瘾疹指一般风疹。对于瘢疹初起，脓疱、小红瘢、瘾疹三者的证候一致的原因，李杲认为其病机属“太阳寒水起于右肾之下，煎熬左肾，足太阳膀胱寒水，夹脊逆流，上头下额，逆手太阳丙火，不得传导逆于面上，故显是证”。又“诸瘢疹皆为阴证疮，须皆因内伤饮食，脾胃不足，营气逆行，虽火热内炽，阴覆其外”，也就是说起因为内伤饮食，脾胃不足，营气逆行，火热内炽，然而有阴邪阻滞体表，故治疗时以发表为主，兼泻火。治以四味升麻汤加当归身、连翘。然又当根据不同证候予以加减，如“心出小红瘢，必先见嗌干惊悸，身热肌肉肿，脉弦洪，少加黄连”；“如命门出瘾疹，必先骨疼身热，其疼痛不敢动摇，少加生地黄，又加黄柏”（《兰室秘藏·小儿门·瘢疹论》）。

（三）疳积

疳有两种解释：一作“甘”解，即多贪甘甜如糖类食物，或多食肥甘如肉类食物，都能助长蛔虫及其他寄生虫在肠胃的滋生。面黄肌瘦，肚大青筋，腹痛便泻，嗜贪异物，如生米、茶叶、黄土、炭渣之类。二作“干”解，即干瘦的病证，欠乳伤食、营养不良、肌肉消瘦、毛发枯黄、潮热烦渴、目陷声哑、便秘溲频、坐卧不安等。两种都属于疳证，一属实中有虚，当用消积驱虫为主，兼扶脾胃；一属虚中夹实，当用补益脾胃为主，兼助消化。《兰室秘藏》中，举消痞丸、厚肠丸、茯苓渗湿汤、大芜荑汤四个方证对于疳积进行论述。

消痞丸见于《兰室秘藏·小儿门·治惊论》，治疗脘腹痛胀，腹痛泄泻，食物不化。方中黄连、枳实、厚朴消痞除胀，甘草、人参甘温益气，黄芩清上，陈皮和中，干姜、姜黄温胃，寒温同用，为消痞化积的平剂。

厚肠丸“治小儿失乳，以食饲之，未有食肠，不能克化，或生腹胀，四肢瘦弱，或痢色无常”（《兰室秘藏·小儿门·治惊论》）。其表现主要为因小儿发育未全即进食，脾胃虚弱，不能消化，饮食积滞所致腹胀、瘦弱、泻痢等。人参、半夏、苍术恢复脾胃健运，以麦蘖面、神曲末消导食积，厚朴、青皮、橘红、枳实和中理气。

茯苓渗湿汤一名塌气退黄汤，见于《兰室秘藏·小儿门·治惊论》，治小儿面色萎黄，腹胀满，食不能下。方中以茯苓、白术、苍术健运脾胃，猪苓、泽泻淡渗利湿，神曲末导滞，升麻、柴胡辛升，吴茱萸、草豆蔻温中，桂枝、麻黄、羌活辛温发散，杏仁、厚朴降逆，黄柏、黄连清内热，橘红、青皮行气。

大芜荑汤一名栀子茯苓汤。《兰室秘藏·小儿门·治惊论》曰：“治黄疳土色，为热为湿，当小便不利；今反利，知黄色为燥，胃经中大热。发黄脱落，知膀胱与肾俱受土邪，乃大湿热之证。鼻下断作疮者，土逆行，荣气伏火也。能乳者，胃中有热也，寒则食不入。喜食土者，胃不足也。面黑色者，为寒为痹。大便青寒，褐色，血黑色，热蓄血中，间黄色，肠中有热。治法当滋荣润燥，除寒热，致津液。”

四、眼耳鼻病证治

（一）眼病

在五官病证中，李杲最重视的就是眼病。《元史·列传九十·方技·李杲》记载，李杲“其学于伤寒、痈疽、眼目病为尤长”，可见其对眼病的重视程度。如《兰室秘藏·眼耳鼻门》中有“诸脉皆属于目论”“内障眼论”等篇。罗天益在整理《东垣试效方》时，也将眼门列为九窍之首。李杲在“诸脉皆属于目论”中，引述《内经》之论以阐明眼之生理与病机。其曰：“五脏生成篇云：诸脉者皆属于目。目得血而能视。五脏六腑精气皆上注于目而为之精，精之窠为眼，骨之精为瞳子，筋之精为黑眼，血之精为络，其窠气之精为白眼，肌肉之精则为约束，裹撷筋骨血气之精而与脉并为系，上属于脑后，出于项中。故邪中于项，因逢其身之虚，其入深，则即随眼系入于脑则脑转，脑转则引目系急，目系急则目眩以转矣。邪中其精，其精所中不相比也，则精散，精散则视歧，故见两物。目者，五脏六腑之精，荣卫魂魄之所常营也，神气之所主也。故神劳则魂魄散，志意乱，是故瞳子黑眼发于阴，白眼赤脉发于阳，故阴阳合传而为精明也。目者，心之使也。心者，神之舍也。故神精乱而不转，卒然见非常之处，精神魂魄散不相得。故曰惑也。”从目与五脏六腑的关系来看，五脏六腑的精气上注于目而为目之精气，筋骨精血肌肉等之精气上注于目而为黑眼、瞳子、络等。因邪气入侵而产生脑转目眩、视见两物的病证。李杲认为，对于眼目而言，最为重要的脏腑就是脾胃，“夫五脏六腑之精气皆禀受于脾，上贯于目”；

若脾胃有损则目为之不明，“脾者，诸阴之首也。目者，血脉之宗也。故脾虚则五脏之精气皆失所司，不能归明于目矣”（《兰室秘藏·眼耳鼻门》）。对于眼病的主要病因，李杲认为是“心事烦冗，饮食失节，劳役过度”。这些病因“致脾胃虚弱，心火大盛，则百脉沸腾，血脉逆行，邪害空窍”，以至于目不明。其主要病机是脾胃虚弱，导致五脏六腑之精气都不得脾胃之濡养，不能上归于目。另外，劳役运动而相火妄行，也是重要的病因病机。相火为包络之火，相火妄动与邪气相合则损伤血脉，故产生了眼病。李杲治疗眼病的最根本治疗法则为调理脾胃，养血安神。

《脾胃论·脾胃虚则九窍不通论》云：“脾不及则令人九窍不通。”又云：“头痛耳鸣，九窍不通利，肠胃之所生也。”此言九窍不通利的原因为脾胃虚弱。其具体分析病机时说：“胃气既病则下流。经云：湿从下受之，脾为至阴，本乎地也，有形之土，下填九窍之源，使不能上通于天，故曰五脏不和，则九窍不通。胃者，行清气而上，即地之阳气也，积阳成天，曰清阳出上窍，曰清阳实四肢，曰清阳发腠理者也。脾胃既为阴火所乘，谷气闭塞而下流，即清气不升，九窍为之不利。”脾胃虚弱而生湿，湿从下受，填九窍之源，使清阳不能上升，阴火反而上逆，即如《兰室秘藏·眼耳鼻门·内障眼论》所云：“胃气不行，则元气不生；元气不生，则胃气下流，胸中三焦之火及心火乘于肺，上入脑灼髓。火主散溢，瞳子开大。”因此，李杲治眼病时，往往亦用升清阳、降阴火之法。

治眼病以寒凉药为主之法由来已久。早在隋唐时期的《龙树菩萨眼论》中即言“水寒冰结，眼热翳生，水得暖气而冰自销，眼得凉药而翳自灭”。此理论对后世有很大影响。至金元时期，刘完素所著《素问玄机原病式·六气为病·火类》曰：“目眯不明，目赤肿痛，翳膜眥疡皆为热。”张从正《儒门事亲·目疾头风出血最急说》曰：“目不因火则不病……能治火者，一句可了。”因此，治眼病滥用寒凉药者甚多，而李杲却对此流弊甚为反对。其在《脾胃论·湿热成痿肺金受邪论》中指出，助阳和血补气汤“治眼发后，上热壅，白睛红，多眵泪，无疼痛而隐涩难开，此服苦寒药太过，而真气不能通九窍也，故眼昏花不明，宜助阳和血补气”。李杲治眼病的特点为甘温培补元气，风药升阳达目，兼顾通调血脉，慎用寒凉之药等。其治疗眼病的27首方中，应用黄芪、白术、甘草、人参等甘温之品者有15首，主要以甘温补益脾胃元气，升清阳而降阴火。应用风药者有24首之多。李杲认为，“泻阴火以诸风药，升发阳气以滋肝胆之用，是令阳气生，上出于阴分，末用辛甘温药接其升药，使大发散于阳分，而令走九窍也”。其应用风药，往往或配甘温之品以升补阳气，或配滋阴之品以升载阴精，或配苦寒之品以升降并行。同时，亦有16首方中用当归以养血补血。李杲虽主张慎用寒凉之药，但不废苦寒。27首治眼病方中，有苦寒之品者有20首方。但其用苦寒之药时，注意辨证与配伍，往往以甘温为主，苦寒之药为助其泻阴火之用，并从权应用，中病即止。如《兰室秘藏·眼耳鼻门·内障眼论》所述：“若天色变，经大寒大风并劳役，预日饮食不调，精神不足，或气弱，俱不可服。待体气和平，天气如常，服之。先补其阳，使阳气上升，通于肝经之末，利空窍于目矣。”在泻阴火丸后注明“常多服补阳汤，少服此药，多则妨饮食”。

（二）耳鼻病

李杲探讨耳鼻病之病机，基本与目病相同。《脾胃论·脾胃虚则九窍不通论》云：“脾不及则令人九窍不通。”又云：“头痛耳鸣，九窍不通利，肠胃之所生也”；“胃气既病则下流。经云：湿从下受之，脾为至阴，本乎地也，有形之土，下填九窍之源，使不能上通于天，故曰五脏不和，则九窍不通。胃者，行清气而上，即地之阳气也，积阳成天，曰清阳出上窍，曰清阳实四肢，曰清阳发腠理者也。脾胃既为阴火所乘，谷气闭塞而下流，即清气不升，九窍为之不利。”九窍即五官九窍，耳鼻之病机亦为脾胃虚弱而生湿，湿从下受，填九窍之源，使清阳不能上升，阴火反而上逆。

《东垣试效方·鼻门·鼻不闻香臭论》中对于鼻病的论述，首先引《素问·金匮真言论》“西方白色，入通于肺，开窍于鼻，藏精于肺”之论，继之论述“夫十二经脉，三百六十五络，其气血皆上走于面而走空窍，其精阳之气上走于目而为精，其别气走于耳而为听，其宗气上出于鼻而为臭”。而阳气、宗气都是胃气之别名，故眼、耳、鼻的状态皆与脾胃功能有关。“若因饥饱劳役损伤，脾胃生发之气即弱，其营运之气不能上升，邪害空窍，故不利而不闻香臭也”。鼻不闻香臭，为脾胃虚弱不能生发清阳之气于面，而由于胃气失守，以至于外感寒邪客于面，鼻受其侵袭，于是产生不闻香臭等病证。与此相应，治疗应散寒邪，补卫气，当然其本为脾胃之虚弱而引起的，亦当补益脾胃。

李杲以丽泽通气汤治鼻不闻香臭。其方以黄芪、炙甘草甘温而补益脾胃元气，使清阳升而阴火降；苍术、羌活、独活、防风、升麻、葛根诸多风药，以升阳气，使清阳上行于头面，鼻窍得以通；令以麻黄、生姜、葱白等祛寒发表，以祛寒邪；川椒、白芷辛温通窍，以达益气升阳、疏散风寒之效。以温肺汤治鼻不闻香臭、眼多眵泪。其方以黄芪、炙甘草甘温而补益脾胃元气，使清阳升而阴火降；羌活、防风、升麻、葛根诸多风药，以升阳气，使清阳上行于头面，鼻窍得以通；令以麻黄、葱白等祛寒发表，以祛寒邪；丁香温中降逆。

耳病也与之类似，李杲以柴胡聪耳汤治耳中干结，耳鸣耳聋。方中以柴胡上引清阳，炙甘草、人参甘温补脾胃元气，水蛭、虻虫活血，当归身活血补血，麝香芳香通窍。

五、疮疡病证治

（一）疮疡病因病机

疮疡也是李杲所擅长治疗的一类病证。李杲本于《内经》理论，根据《素问·生气通天论》"营气不从，逆于肉理，乃生痈肿"和"膏粱之变，足生大疔，受如持虚"之论，在《东垣试效方·疮疡门·明疮疡之本末论》中指出："疮疡乃营气而作。"又曰："营气者，胃气也，运气也，营气为本，本逆不行，为湿气所坏，而为疮疡也。"膏粱之变，亦是言过食肥甘厚味，使营气逆行，凝于经络而为疮疡。一般认为，湿热相搏，热化成脓；或认为湿气生疮，寒化热而为脓。这些因素是疮疡产生的根源。李杲深入探究湿热产生的原因，认为正常情况下，饮食入胃，先输于脾，而朝于肺，肺朝百脉，进而又传精气于皮毛，行阳道，下归五脏六腑。而"今富贵之人，不知其节，以饮食肥醲之类，杂以厚味，日久太过，其气味俱厚之物，乃阳中之阳，不能走空窍先行阳道，反行阴道，逆于肉理，则湿气大胜"，阻碍气机，使脾胃运化与升清功能失调，不能正常升清而行阳道，而反行阴道；因营气即胃气，逆行肉理，则湿气大盛，湿盛则火旺，湿热相合，故生痈肿。另外，"杂以不顺"则为情志因素，因情志不遂郁而化火，故"又损伤其真水"，进而伤肾；肾受邪，湿热之气上行，出于脑及背部，为疮疡中之最重者；其次，行于肺脾为毒之次，行于其他经脉者又次之。因此，治疮疡之病，"泻营气是其本"。

（二）疮疡治法

李杲在《活法机要》中，总结其治法为"托里、疏通、行营卫"三法。其指出："疮疡者，火之属，须分内外以治其本。若其脉沉实，当先疏其内，以绝其源也；其脉浮大，当先托里，恐邪气入内也。有内外之中者，邪气至盛，遏绝经络，故发痈疽。此因失托里及疏通，又失和荣卫也。”

关于疏通之法，李杲认为，“内之外，其脉沉实，发热烦躁，外无焮赤，痛深于内，其邪气深矣，故先疏通脏腑，以绝其源”。观其表现，若脉沉实，发热烦躁，外无焮赤，痛深于内，说明其邪气深藏于内，引起局部气血凝滞，营卫不和，经络阻塞，产生肿痛症状，治疗当疏通脏腑。有疮疡肿硬木闷而皮肉不变色，根系深大，兼见呕哕心逆，发热而烦，脉沉而实者。脉沉实，则表明邪在于内，病远在内，脏腑秘涩，当急疏利之，故用内疏黄连汤。方中以当归、甘草甘温以补脾胃元气，木香、槟榔以行气，黄连、黄芩、栀子以苦寒清热，薄荷、连翘、桔梗以升清阳之气。若有大便秘涩，则以大黄泄热通便。如此则内外皆通，荣卫和调，则经络自不遏绝。

关于托里之法，李杲论及“外之内者，其脉浮数，焮肿在外，形证外显，恐邪气极而内行，故先托里也”。其邪气欲由外而至内，脉浮，红肿在表，一切症状表现在表，恐邪气扩散及传而陷入于内，应当补其元气，托邪外出。如内托复煎汤证，其表现为焮肿于外，根盘不深，痛在皮肉，形证在表，脉象多浮。此属邪气在表而盛欲侵于内，故用内托复煎汤治之。方用黄芪、人参、甘草、白术补脾胃之元气，苍术、茯苓、柳桂淡渗利湿；以地骨皮、黄芩、芍药除郁热，防风、防己升清阳之气。李杲以之“除湿散郁热，使胃气和中”，以托邪于外，则“荣卫俱行，邪气不能自侵犯也”。又如内托羌活汤，治足太阳经中，尻臀生痈，坚硬，肿痛大作，左右尺脉俱紧，按之无力。其脉证俱在体表，故亦以托里之法治之。方用肉桂、黄芪、炙甘草、当归梢等甘温之品，培补脾胃元气；苍术利湿，橘皮行气，连翘、防风、藁本、羌活等风药升清阳之气，黄柏祛热。又如内托黄芪汤证医案载“贾德茂小男，于左大腿近膝股内出附骨痈，不辨肉色，漫肿，皮泽木硬，疮势甚大。其左脚乃胫之髀上也，更在足厥阴肝经之分，少侵足太阴脾经之分。其脉左三部细而弦，按之洪缓微有力”。附骨疽，在《诸病源候论·附骨痈肿候》中称为附骨痈。其曰：“附骨痈亦由体盛而当风取凉，风冷入于肌肉，与热气相搏，伏结近骨成痈。其状无头，但肿痛而阔，其皮薄泽，谓之附骨痈也。”此病症状主要在表，故李杲以托里法治之。

关于行营卫，李杲认为，“内外之中者，外无焮恶之气，内亦脏腑宣通，知其在经，当和荣卫也”。如白芷升麻汤证医案载“尹老家素贫寒，形志皆苦，于手阳明大肠经分出痈……其臂外皆肿痛，在阳明。左右寸脉皆短，中得之俱弦，按之洪缓有力……以脉断之，邪气在表……其证大小便如故，饮食如常，腹中和，口知味，知不在里也；不恶风寒，止热燥，脉不浮，知不在表也。表里既和，邪气在经脉之中。《内经》云：凝于经络为疮痈。其痈出身半以上，故风从上受之，故知是八风之变为疮者也。故治其寒邪，调其经脉中血气，使无凝滞而已。”《东垣试效方·疮疡门·明疮疡之本末论》云：“营气逆行，凝于经络为疮疡也。此邪不在表，亦不在里，惟在其经，中道病也。”认为本病病位在于经络，当以苦寒之剂去其壅滞，疏通经络。如见风脉、风证，只可用发表之风药，“慎不可下”。本案正与此论相合，由外感风寒凝于手阳明经络，而致手臂肿痛，以苦寒之剂加风药去之。

李杲著作中所涉及的疮疡，以瘰疬、马刀为主。《兰室秘藏·疮疡门》中论马刀云：“耳下或至缺盆，或肩上生疮，坚硬如石，动之无根，名曰马刀，从手足少阳经中来也。”又曰：“马刀疮，结硬如石，或在耳下至缺盆中，或肩上，或于胁下，皆手足少阳经中，及瘰疬遍于颏，或至颊车，坚而不溃，在足阳明经中所出。”主要论其所在经脉为手足少阳经、足阳明经。治疗疮疡，应该循经用药。“宜于所见部分，用引经药，并兼见证药中，分阴证阳证也”（《东垣试效方·疮疡门》）。由于疮疡发生的部位和经络不同，治则也有分别，通过辨证，倡导不同经脉的疮疡应该选取相应归经药治疗，使药力直达病所，收到显著的治疗效果。如足太阳经之疮疡，“羌活、独活、防风，此三味必关手足太阳证，尤其防风一味，虽无手足太阳经证，亦当用之，为能散结，去上部风邪”。李杲论救苦化坚汤的加减变化时指出：“如止在阳明分为瘰疬者，去柴胡、黍黏子二味，余皆用之。如在少阳分为马刀侠瘿者，去独活、漏芦、升麻、葛根，更加瞿麦穗三分。”足阳明胃经之疮疡，配伍升麻、葛根等足阳明本经药。少阳经之疮疡，配伍柴胡、黄芩、连翘、升麻等。足厥阴肝经之疮疡，配伍柴胡等，方如内托黄芪柴胡汤。连翘乃“十二经疮中之药，不可无也。能散诸血结气滞，此疮家之神药也”。“肉桂，阴证疮必须用”。

同时，在治疗疮疡时，李杲认为，其源仍为脾胃元气虚弱，清阳不升所致，故用药时往往亦有甘温之品温补脾胃元气，又多用风药以升清阳。李杲指出：“大抵用药之法，不惟疮疡一说，诸疾病，量人素气弱者，当去苦寒之药，多加人参、黄芪、甘草之类，泻火而先补其元气，余皆仿此。”还指出，用药之时“量患者虚实，临时斟酌，勿令药多妨其饮食，此治之大法也”；“药多少量患者虚实，应服药皆效此例”。李杲时时注意顾护脾胃，谨守健运之机。

李杲在治疗疮疡时，十分重视辨证施治。《东垣试效方·疮疡门·治疮脉诀》云：“身重脉缓，湿胜，除湿；身热脉大，心躁时肿，乍来乍去，去热；诸痛，眩运，动摇，脉弦，去风；气涩、气滞干燥，口少津液，脉涩，泻气补血。寒胜则浮，食不入，便溺浊多，恶寒，脉紧细，泻寒水。”

六、医案选录

（一）伤寒

案 1：伤寒发热误用白虎汤案

东垣治西台椽葛君瑞，二月中病伤寒发热。医以白虎汤投之，病者面黑如墨，本证遂不复见，脉沉细，小便不禁。东垣初不知也，及诊之，曰：此立夏前误用白虎之故。白虎大寒，非行经之药，不善用之，则伤寒本病，曲隐于经络之间。或更以大热之药求以去阴邪，则他证必起，非所以救白虎也，宜用温药之升阳行经者。或难曰：误用大寒，若非大热，何以救乎？李曰：本病隐于经络间，阳不升则经不行，经行而本证见矣。果如其言而愈。

震按：东垣所谓温药之升阳者，想即桂枝、干姜、细辛、川芎、羌、防、升、柴之类耳，误于寒药而不急救以热药，有此一法。

——《古今医案按·伤寒》

按：此医案为误用白虎汤所致，误用大寒之药，一般以为必用大热之药救治，而李杲以为用大热之药会引起其他症状，遂用温药升阳以救治而愈。

案 2：阴盛格阳案

冯内翰之侄栎，年十六，病伤寒，目赤而烦渴，脉七八至，医欲以承气下之。东垣诊之脉虽七八至，按之不鼓击，《内经》所谓脉至而从，按之不鼓，诸阳皆然，此阴盛格阳于外，非热也。与姜附之剂，汗出而愈。

〔附〕刘宗厚曰：此与王海藏治狂言发斑，身热，脉沉细，阴证例同。东垣又有治脚膝痿弱，下尻臀皆冷，阴汗臊臭，精滑不固，脉沉数有力，为火郁于内，逼阴内外，名阳盛拒阴。用苦寒下之者，此水火征兆之微，脉证治例之妙也。

——《古今医案按·伤寒》

按：此医案为阴盛格阳之真寒假热证。患者虽有目赤烦渴、脉七八至之热象，但脉象无力，并非真热，乃是阴过盛而格阳于外，故与干姜、附子等大热之药。附所录的医案，则为阳盛格阴的真热假寒证，可与本案参看。

案3：脾胃虚弱误下案

范天騋之内，素有脾胃之证，时显烦躁，胸中不利，大便不通。初冬出外而晚归，为寒气怫郁，闷乱大作，火不得伸故也。医疑有热，治以疏风丸，大便行而病不减。又疑药力小，复加至七八十丸，下两行，前证仍不减，复添吐逆，食不能停，痰唾稠黏，涌出不止，眼黑头旋，恶心烦闷，气短促上喘无力，不欲言，心神颠倒，兀兀不止，目不敢开，如在风云中，头苦痛如裂，身重如山，四肢厥冷，不得安卧。予谓前证乃胃气已损，复下两次，则重虚其胃，而痰厥头痛作矣。制半夏白术天麻汤主之而愈。半夏白术天麻汤：黄柏二分，干姜三分，天麻、苍术、白茯苓、黄芪、泽泻、人参，以上各五分，白术、炒曲，以上各一钱，半夏汤洗七次，大麦蘖面、橘皮，以上各一钱五分。上件㕮咀，每服半两，水二盏，煎至一盏，去渣，带热服，食前。此头痛苦甚，谓之足太阴痰厥头痛，非半夏不能疗；眼黑头旋，风虚内作，非天麻不能除；其苗为定风草，独不为风所动也。黄芪甘温，泻火补元气；人参甘温，泻火补中益气；二术俱甘苦温，甘除湿、补中益气；泽、苓利小便导湿；橘皮苦温，益气调中升阳；曲消食，荡胃中滞气；大麦蘖面宽中助胃气；干姜辛热，以涤中寒；黄柏苦大寒，酒洗以主冬天少火在泉发躁也。

——《脾胃论·调理脾胃治验治法用药若不明升降浮沉差互反损论》

按：此案患者素有脾胃虚弱，复外感风寒之邪，出现“时显烦躁，胸中不利，大便不通”。医生治以疏风丸，苦寒疏利，导致患者胃气重虚，病情加重，复添吐逆、食不能停、痰唾稠黏、涌出不止、眼黑头旋、恶心烦闷、气短促上喘无力、不欲言、心神颠倒、兀兀不止、目不敢开、如在风云中、头苦痛如裂、身重如山、四肢厥冷、不得安卧等。李杲对此案的治疗重在调理脾胃，补气升阳，祛除内风，方用半夏白术天麻汤。

（二）麻木

案1：闭目则浑身麻木案

李正臣夫人病，诊得六脉俱中得弦洪缓相合，按之无力。弦在上，是风热下陷入阴中，阳道不行。其证闭目则浑身麻木，昼减而夜甚，觉而开目则麻木渐退，久则绝止，常开其目，此证不作。惧其麻木，不敢合眼，致不得眠。身体皆重，时有痰嗽，觉胸中常似有痰而不利，时烦躁，气短促而喘。肌肤充盛，饮食不减，大小便如常，惟畏其麻木，不敢合眼为最苦。观其色脉，形病相应而不逆。

《内经》曰：阳盛瞋目而动轻，阴病闭目而静重。又云：诸脉皆属于目。《灵枢经》云：开目则阳道行，阳气遍布周身。闭目则阳道闭而不行，如昼夜之分，知其阳衰而阴旺也。且麻木为风，三尺之童皆以为然，细校之则有区别耳。久坐而起，亦有麻木，为如绳缚之久，释之觉麻作而不敢动，良久则自已，以此验之，非有风邪，乃气不行，治之当补其肺中之气，则麻木自去矣。如经脉中阴火乘其阳分，火动于中，为麻木也，当兼去其阴火则愈矣。时痰嗽者，秋凉在外，在上而作也，当以温剂实其皮毛。身重脉缓者，湿气伏匿而作也。时见躁作，当升阳助气益血，微泻阴火与湿，通行经脉，调其阴阳则已矣，非五脏六腑之本有邪也。此药主之。生甘草去肾热、酒黄柏泻火除湿、白茯苓除湿导火、泽泻除湿导火、升麻行阳助经、柴胡，以上各一钱，苍术除湿补中、草豆蔻仁益阳退外寒，各一钱五分，橘皮、当归身、白术，以上各二钱，白芍药、人参，以上各三钱，佛耳草、炙甘草，以上各四钱，黄芪五钱。上㕮咀，每服五钱，水二盏，煎至一盏，去渣，食远服之。

——《兰室秘藏·妇人门》

按：本案为麻木病案，其特点为闭目则浑身麻木，昼减夜甚。李杲诊断此证主要为阳虚阴盛所致，白昼阳气外行则病轻，夜晚阳气闭藏、阴气盛则症状重，开目则阳气遍布周身，闭目则阳道不行，故闭目则麻木。脉洪有热，而又按之无力，为气虚为本、内热为标，如李杲所论火与元气不两立，一胜一负。脉弦是因为麻木为风，弦为风之脉；脉缓、身体沉重，时有咳嗽，为湿气伏于脾肺；觉烦躁为阴火所致。综合脉证，辨证抓住气、火、痰湿三个环节，注重脾肺二脏，确实是李杲的丰富临床经验的充分体现。本证比较复杂，李杲治以升阳助气、益血、微泻阴火、祛湿、通行经脉之法。因此在治疗时，一方面益气升阳，和中化湿，而选用人参、苍术、白术、草豆蔻、橘皮、佛耳草、炙甘草及升麻、柴胡等，另加茯苓、泽泻除湿渗利，再加用黄柏、生甘草以祛热泻火。其益气升阳，使脾肺之气得以充盛，则湿痰得化，阴火得以潜藏。而用泽泻渗剂、黄柏等泻火，又使阴火得泻，湿邪得去，而元气得到保护。这样，使元气得以充盛，气机得行，再加当归以养血。

案2：热盛麻木案

一人年七旬，病体热麻，股膝无力，饮食有汗，妄喜笑，善饥，痰涎不利，舌强难言，声嗄不鸣。李诊脉，左手洪大而有力，是邪热客于经络之中也。二臂外有数瘢，问其故，对以燃香所致。李曰：君病皆由此也。人身经脉，手之三阳，从手表上行于头，加以火邪，阳并于阳，势甚炽焉，故邪热妄行，流散于周身而为热麻。热伤元气则沉重无力，热泄卫气则多汗，心火盛则妄喜笑，脾胃热则消谷善饥，肺金衰则声不鸣。仲景所谓因火为邪，焦骨伤筋，血难复也。《内经》云：热淫所胜，治以苦寒，佐以苦甘，以甘泻之，以酸收之。用黄柏、知母之苦寒为君，以泻火邪，壮筋骨；

又肾欲坚，急食苦以坚之；黄芪、生甘草之甘寒，泄热补表；五味子酸，止汗补肺气之不足以为臣；炙草、当归之甘辛，和血润燥；升、柴之苦平，行少阳、阳明二经自地升天，以苦发之者也，以为佐，命其方曰清阳补气汤。又缪刺四肢，以泻诸阳之本，使十二经络相接而泻火邪，不旬日而愈。

震按：东垣论病，悉本《内经》，简明确切，能发其所以然之故，用药亦本《内经》，以药性气味配合脏腑经络，绝无粉饰闲词，而轩岐要旨昭然若揭，诚非挽近可及。第药止一二分至四五分，何太少耶？岂以气味配合得当，机灵而径捷耶？后贤常云：愿学仲景，不学东垣。然东垣以极轻之分两，能愈疑难之久病，亦正易学。

——《古今医案按·麻木》

按：本案为热盛所致之麻木病案。李杲以苦寒清热。热伤血，以炙甘草、当归和血润燥；热伤气，以五味子补肺气。李杲用药味较多，每味药量较轻，然而俞震认为李杲能“以极轻之分两，能愈疑难之久病”。

案3：气虚麻木案

东垣治杜意逵，患左手右腿麻木，右手大指次指亦常麻木至腕，已三四年矣。诸医不效，求治。曰：麻者气之虚也，真气弱，不能流通，至填塞经络，四肢俱虚，故生麻木不仁。与一药，决三日效。遂制人参益气汤，服二日，手心便觉热，手指中间如气胀满。至三日后，又觉两手指中间如手擦，旁触之，曰真气遍至矣。遂于两手指甲旁，各以三棱针一刺之，微见血如黍黏许，则痹自息矣。后再与调理而愈。

——《续名医类案·麻木》

按：本案为气虚所致的麻木，气虚则气血俱不能流通，故出现麻木，李杲以人参益气汤益气；气虚又致血瘀，故以三棱针点刺放出瘀血。

（三）痿证

真热假寒案

东垣治一人，壮年病脚膝痿弱，脐下尻臀皆冷，阴汗臊臭，精滑不固，或以鹿茸丸治，不效。李诊之，脉沉数而有力，即以滋肾丸治之，以寒因热用，引入下焦，适其病所，泻命门相火之胜，再服而愈。

震按：阴汗臊臭，精滑不固，脉沉数有力，显系下焦湿热，东垣自云，泻其相火之胜，所谓肾热则骨痿也。

——《古今医案按·痿》

按：本案为真热假寒之证，患者脐下臀部等都觉冷，似寒证，故有医生用鹿茸丸治疗。李杲诊其脉沉数而有力，当为热证；又有阴汗臊臭、精滑不固，故为下焦湿热，治疗以滋肾阴而泻相火。

（四）眼病

案1：食辛物瞳仁散大案

东垣治一人，因多食猪肉煎饼，同蒜醋食之，后复饮酒大醉，卧于暖炕。翌日，二瞳子散，大于黄睛，视物无的实，以小为大，以短为长，卒然见非常之处，行路踏空，百治不效。曰：经云：五脏六腑之精气，皆上注于目而为之精，精之窠为眼，骨之精为瞳子。又云：筋骨气血之精为脉，并为系，上属于脑。又云：瞳子黑眼法于阴，今瞳子散大者，由食辛热物太甚故也。辛主散，热则助火，上乘于脑中，其精故散，精散则视物亦散大也。夫精明者，所以视万物者也，今视物不真，精且衰矣。盖火之与气，势不两立。经曰：壮火食气，壮火散气。手少阴足厥阴所主，上连目系。邪之中人，各从其类，风与热循此道而来攻，故头目肿闷而瞳子散大，皆由血虚阴弱所致也。当除风热，凉血益血，以收耗散之气，则病愈矣，用滋阴地黄丸。经云：热淫所胜，平以咸寒，佐以苦甘，以酸收之。以黄芩、黄连大苦寒，除热邪之盛为君；当归身辛温，生熟地黄苦甘寒，养血凉血为臣；五味酸寒，体轻浮，上收瞳子之散大；人参、甘草、地骨皮、天门冬、枳壳苦甘寒，泄热补气为佐；柴胡引用为使。忌食辛辣物助火邪，及食寒冷物损胃气，药不能上行也。

震按：此案讲致病之源流，论用药之道理，最精最当，孟子所谓规矩方圆之至也。

——《古今医案按·目》

按：李杲的理论和临床思路，往往都本于《内经》，对于这则医案中疾病的论述和治疗，都根据《内经》的理论，故俞震按语说："讲致病之源流，论用药之道理，最精最当，孟子所谓规矩方圆之至也。"

案2：绿目翳案

魏夫人目翳暴生，从下而起，其色绿，瞳痛不可忍。东垣曰：翳从下而上，病从阳明来也。绿非五色之正，此肾肺合而为病，乃以墨调腻粉合之，却与翳色相同，肾肺为病明矣。乃泻肾肺之邪，入阳明之药为使，既效矣。他日病复作者三，其所从来之经，与医色各异。因悟曰：诸脉皆属于目，脉病则目从之，此必经络未调，则目病未已也，因视所不调者治之，疾遂不作。

震按：此辨翳色甚巧，后之复发者三，翳色各异，合以诸脉皆属于目之经文，自当恍然，虽不载方药，而云视所不调者治之，亦可以意会矣。

——《古今医案按·目》

按：本案治疗目疾虽然未载方药，但是提示目翳颜色不同与脏腑和经络之间的关系，提出了目疾的一个治疗思路。

案3：黄疸并发目疾案

戊申六月初，枢判白文举年六十二，素有脾胃虚损病，目疾时作，身面目睛俱黄，小便或黄或白，大便不调，饮食减少，气短上气，怠惰嗜卧，四肢不收。至六月中，目疾复作，医以泻肝散下数行，而前疾增剧。予谓大黄、牵牛，虽除湿热，而不能走经络，下咽不入肝经，先入胃中。大黄苦寒，重虚其胃；牵牛其味至辛，能泻气，重虚肺本，嗽大作，盖标实不去，本虚愈甚。加之适当暑雨之际，素有黄证之人，所以增剧也。此当于脾胃肺之本脏，泻外经中之湿热，制清神益气汤主之而愈。

清神益气汤 茯苓、升麻以上各二分，泽泻、苍术、防风以上各三分，生姜五分，此药能走经，除湿热而不守，故不泻本脏，补肺与脾胃本中气之虚弱。青皮一分，橘皮、生甘草、白芍药、白术，以上各二分，人参五分，此药皆能守本而不走经。不走经者，不滋经络中邪；守者，能补脏之元气。黄柏一分，麦门冬、人参，以上各二分，五味子三分，此药去时令浮热湿蒸。上件，锉，如麻豆大。都作一服，水二盏，煎至一盏，去渣，稍热空心服。

火炽之极，金伏之际，而寒水绝体，于此时也，故急救之以生脉散，除其湿热，以恶其太甚。肺欲收，心苦缓，皆酸以收之。心火盛则甘以泻之，故人参之甘，佐以五味子之酸。孙思邈云：夏月常服五味子，以补五脏气是也。麦门冬之微苦寒，能滋水之源于金之位，而清肃肺气，又能除火刑金之嗽，而敛其痰邪。复微加黄柏之苦寒，以为守位，滋水之流，以镇坠其浮气，而除两足之痿弱也。

——《脾胃论·调理脾胃治验治法用药若不明升降浮沉差互反损论》

按：本病是以原有黄疸并发目疾为患，并且在病变之始就有饮食减少、气短上气、大便不调等脾胃气虚症状。治疗该证时，有医生见患者有眼疾，便采用“泻肝散”治疗，非但未愈，病情更加严重。其原因是，患者脾胃虚弱，而“泻肝散”中的大黄、牵牛为苦寒泻下药，虽能除湿热，但苦寒伤胃，导致标病未除而正气更虚，徒伤脾肺之气，致使湿不得化，热不得清，因而目疾复发。李杲认为，九窍为五脏所支配，若脾胃气虚不能运化水谷，上下升降枢机运转失常，则阴火上乘，致使湿浊不化，清阳不升，九窍为之不利，目疾则会因之而发。因此，其治疗时，以人参、白术、升麻、防风之类益气升阳，用茯苓、泽泻、苍术以祛湿，少佐黄柏以泻火，使元气得充，阴火湿浊得以清化，故服之而愈。

（五）泄泻

自疗泄泻案

东垣曰：予病脾胃久衰，视听半失。此阴盛乘阳，加之气短，精神不足。此由弦脉令虚多言之故，阳气衰弱，不能舒伸，伏匿于阴中耳。癸卯六七月间，霖雨阴寒，逾月不止，时人多病泄利，乃湿多成五泄故也。一日体重肢痛，大便泄泻，小便秘涩。默思《内经》云：在下者，引而竭之，是利小便也。故经又云：治湿不利小便，非其治也。当用淡渗之剂以利之为正法，但圣人之法，虽布在方策，其不尽者，可以意求。今客邪寒湿之淫，自外入里而甚暴，若以淡渗之剂利之，病虽即已，是降之又降，复益其阴而重竭其阳，则阳气愈削而精神愈短矣。惟以升阳之药为宜，用羌、独、升麻各一钱，防风、炙甘草各五分，水煎热服，大法云：寒湿之胜，助风以平之。又云：下者举之，此得阳气升腾，故愈，是因曲而为之直也。

震按：升阳以助春生之令，东垣开创此法，故群推为内伤圣手。向来医学十三科，有脾胃一科，谓调其脾胃而诸病自愈，今已失传，虽读《脾胃论》，不能用也。

——《古今医案按·泄泻》

按：本案是李杲自疗泄泻，脾虚湿胜，属于阴盛乘阳，阴湿盛而乘侮于脾阳，而阳气下陷成利。其辨证要点在于脾虚阳气下陷，李杲以升阳除湿治之，升阳之药治疗，为治湿深一层的方法，也是治病求本之论。

（六）痹证

内伤实热外感风寒痹证案

东垣治一人，冬时忽有风气暴至，六脉弦甚，按之洪大有力，其证手挛急，大便秘涩，面赤热。此风寒始至于身也，四肢者，脾也，以风寒之邪伤之，则搐如挛痹，乃风淫末疾而寒在外也。《内经》曰：寒则筋挛，正谓此也。素饮酒，内有实热乘于肠胃之间，故大便秘涩而面赤热，内则手足阳明受邪，外则足太阴脾经受风寒之邪。用桂枝二钱，甘草一钱，以却其寒邪而缓其急缩；黄柏二钱苦寒，滑以泻实润燥，急救肾水；升麻、葛根各一钱，以升阳气行手阳明之经，不令遏绝；桂枝辛热，入手阳明之经为引用润燥；复以甘草专补脾气，使不受风寒之邪，而退贼邪，专益肺经也；佐以人参补气，当归和血润燥。作一帖，水煎服，令暖房中摩搓其手，遂安。

震按：此案寒热补散并用，恰与标本俱合，但东垣立方，分量甚轻，此却重用者，盖以风寒大病，逐邪宜急，不比他证，调理脾胃，只取轻清以升发元气也。

——《古今医案按·痹》

按：本病是内伤外感寒热俱见，李杲则内外寒热虚实同治。由于此医案为风寒重证，故不同于其他病证的用药量轻，其用药分量较重。

（七）下血

湿热下血案

东垣治一人，宿有阳明血证，因五月大热，吃杏，肠澼下血，唧远散漫如筛，腰沉沉然腹中不和，血色黑紫，病名湿毒肠澼，阳明少阳经血证也。以芍药一钱五分，升麻、羌活、黄芪各一钱，生熟地黄、独活、牡丹皮、炙甘草、柴胡、防风各五分，归身、葛根各三分，桂少许，作二服。

震按：腰沉沉然，腹中不和，湿也，血色紫黑，湿兼热也。方中用风药以胜湿，不用凉药以清热者，欲其行春生升发之令，使血不下走，无取苦寒之降沉也。加桂少许，如风熏日暖，不特血止，胃气亦旺矣。

——《古今医案按·下血》

按：本病是湿热所致的下血。腰沉沉然，腹中不和，为湿邪表现；血色紫黑为湿邪兼热。李杲多用风药以胜湿，其中升发之性使血不下行。

（八）瘟疫

案1：大兵后大疫案

东垣曰：脾胃受劳役之疾，饮食又复失节，耽病日久，及事息心安，饱食太甚，病乃大作。向者壬辰改元，京师戒严，迨三月下旬，受敌者凡半月，解围之后，都人之不受病者万无一二。既病而死者，继踵而不绝，都门十有二所，每日各门所送，多者二千，少者不下一千，似此者几三月。此百万人岂俱感风寒外伤者耶？大抵人在围城中，饮食失节，劳役所伤，不待言而知，由其朝饥暮饱，起居不时，寒温失所，动经两三月，胃气亏乏久矣。一旦饱食太过，感而伤人，而又调治失宜，或发表，或攻下，致变结胸发黄，又以陷胸、茵陈等汤下之，无不死者。盖初非伤寒，以误治而变似真伤寒之证，皆药之罪也。因以生平已试之效，著《内外伤辨论》一篇。

震按：此即大兵之后继以大疫之谓也。观此论而始晓然于劳役饥饱之病原，诚哉其为内伤矣，如是之疫，宜补不宜泻，若达原饮、白虎、承气，正犯东垣所呵责也。考其时，是金天兴元年因蒙古兵退而改元耳，寻以疫后医师僧道园户鬻棺者擅浓利，命有司倍征之以助国用，民生其时，岂不苦极？若今太平之世，民皆安乐饱暖，纵有劳役，及饮食失节者，不过经营辛苦之辈，设不兼外感，亦不遽病，故大疫绝无。而恰合东垣内伤论者亦甚少，惟是饱暖思淫欲，真阴却早内伤，则外感病中之虚证，反不少耳。

——《古今医案按·瘟疫》

按：本案为李杲客居汴梁之时，因蒙古军队围城，人们食不果腹，胃气已经亏乏，在解围之后，城内有了充足的食物，人们又过于饱食，饥饱失常，故脾胃受伤，导致疾病。

案 2：大头天行案

泰和二年四月，民多疫病，初觉憎寒壮热体重，次传头面肿甚，目不能开，上喘，咽喉不利，舌干口燥，俗云大头伤寒，染之多不救。张县丞患此，医以承气汤加蓝根下之，稍缓，翌日其病如故，下之又缓，终莫能愈，渐至危笃，请东垣视之。乃曰：身半以上，天之气也，邪热客于心肺之间，上攻头面而为肿，以承气泻胃，是诛伐无过。殊不知适其病所为故，遂用芩、连各五钱，苦寒泻心肺之火；元参二钱，连翘、板蓝根、马勃、鼠黏子各一钱，苦辛平清火散肿消毒；僵蚕七分，清痰利膈；甘草二钱以缓之，桔梗三分以载之，则诸药浮而不沉；升麻七分，升气于右；柴胡五分，升气于左，清阳升于高颠，则浊邪不得复居其位。经曰：邪之所凑，其气必虚。用人参二钱以补虚，再佐陈皮二钱以利其壅滞之气，名普济消毒饮子。若大便秘者，加大黄共为细末，半用汤调，时时服之，半用蜜丸噙化，且施其方，全活甚众。

——《古今医案按·瘟疫》

按：本案为李杲的名方普济消毒饮治验经过。在此之前，时疫（大头瘟）尚无清楚认识，也无适当治疗方法。李杲认为，此病为热客于上焦心肺之间，上攻头面而为肿。因此，用黄芩、黄连、升麻、柴胡，以凉膈而清解少阳、阳明两经，同时升清降浊；配伍连翘、板蓝根、牛蒡子（鼠黏子）、僵蚕清热解毒消肿，直捣病所，遏制病势蔓延；马勃、玄参清利咽喉；桔梗、陈皮引气上行，直达头面；人参、甘草益气调和诸药。诸药合用，疏邪解毒，清热消肿。

（九）汗出

湿热汗出案

东垣治一人，二月天气，阴雨寒湿，又因饮食失节，劳役所伤，病解之后，汗出不止，沾濡数日，恶寒，重添浓衣，心胸间时烦热，头目昏愦，上壅，食少减。此胃中阴火炽盛，与天雨之湿气相合，湿热太甚，则汗出不休，兼见风化也。以助东方甲乙之风药以去其湿，甘寒以泄其热，生芩、酒芩、人参、炙草、羌、独、防、细辛、川芎、蔓荆子各三分，黄芪、生甘草、升、柴各五分，薄荷一分，煎服即愈。

震按：汗出不止，尚用诸般风药，非东垣不能，故录之以见病情之变化无穷，不专以敛涩为止汗定法也。

——《古今医案按·汗》

按：本案汗出之证，主要病机还在于阴火与湿邪相合发病。患者因饮食失节，劳役所伤，致阴火炽盛，又遇阴雨寒湿的天气，内外合病，为湿热之病。治病求本，故用甘寒之药泄热，以风药治其湿。

（十）前阴病

前阴臊臭案

东垣治一人，前阴臊臭，又因连日饮酒，腹中不和，求治。曰：夫前阴者，足厥阴肝之脉络循阴器出其挺末。凡臭者，心之所主，散入五方为五臭，入肝为臊，当于肝经泻行间，是治其本，后于心经泻少冲，乃治其标。如恶针，当用药除之，酒者气味俱阳，能生里之湿热，是风湿热合于下焦为邪。经云：下焦如渎。又云：在下者引而竭之。酒是湿热之物，亦宜决前阴以去之。治以龙胆泻肝汤，又治阴邪热痒。柴胡梢二钱，泽泻二钱，车前子二钱，木通五分，生地黄、当归梢、草龙胆各三分，作一服水煎，以美膳压之。

震按：龙胆泻肝汤治前阴病之由于湿热者，今人亦因此案而知之。然此案分量之轻重，与此病则为恰合，非不可移易之数，又当随病情损益为妥。

——《古今医案按·前阴病》

按：本案之前阴臊臭，前阴为肝经之末，同时有因饮酒而有湿热，故泄肝经湿热。李杲在《兰室秘藏》中有对于龙胆泻肝汤的方解："此药柴胡入肝为引用，泽泻、车前子、木通淡渗之味，利小便，亦除臊气，是名在下者引而竭之。生地黄、草龙胆之苦寒，泄酒湿热，更兼车前子之类，以撤肝中邪气。肝主血，用当归以滋肝中血不足也。"此处应用，主要因"风湿热合于下焦为邪"，因而治标，若病情迁延，或有脾胃不足者，当顾及肺和脾以固本。

（十一）妇科病

案1：冷水淋浴痛经案

东垣治一妇，年三十余，每洗浴后，必用冷水淋身，又尝大惊，遂患经来时，必先小腹大痛，口吐涎水；经行后，又吐水三日，其痛又倍；至六七日，经水止时方住，百药不效。诊其脉，寸滑大而弦，关尺皆弦大急，尺小于关，关小于寸，所谓前大后小也。遂用香附三两，半夏二两，茯苓、黄芩各一两五钱，枳实、延胡、丹皮、人参、当归、白术、桃仁各一两，黄连七钱，川楝、远志、甘草各五钱，桂三钱，吴茱萸一钱五分，分十五帖，入姜汁两蚬壳，热服之。后用热汤洗浴，得微汗乃已。忌当风坐卧，手足见水，并忌吃生冷，服三十帖全愈。半年后，因惊忧，其病复举，腰腹时痛，小便淋痛，心惕惕惊悸，意其表已解，病独在里，先为灸少冲、劳宫、昆仑、三阴交，止悸定痛，次用桃仁承气汤大下之。下后用醋香附三两，醋蓬术、当归身各一两五钱，醋三棱、延胡索、醋大黄、醋青皮、青木香、茴香、滑石、木通、桃仁各一两，乌药、甘草、砂仁、槟榔、苦楝各五钱，木香、吴茱萸各二钱，分作二十帖，入新取牛膝湿者二钱，生姜五片，用荷叶汤煎服愈。

震按：冷水淋身致病，似宜温经散寒，后因惊忧复病，似宜调气安神，乃前则寒药多于热药，继则灸心与心包络、膀胱及脾之穴，即能止悸定痛，痛已定而复用桃仁承气大下之，立法甚奇。且前用参，后不用参，而大下之后又用棱、术、桃、黄、青、槟等二十帖，几如国手下子，不可思议，诚非明季清初诸医所能及也。

——《古今医案按·经水》

按：本案前证患者，常用冷水淋浴，又有大惊，脉弦大滑，则有痛、有热、有寒、有郁，故李杲前方用药则有温经散寒者，有清热者，有行气者。至后证，表证已解，又有惊忧，则气血瘀滞于内而痛，在灸法止悸定痛后，以桃仁承气汤大下之，又以行气解郁药调理而愈。

案2：血瘕崩漏案

一妇人经候，黑血凝结成块，左厢有血瘕，水泄不止，谷有时不化，后血块暴下，并水俱作，是前后二阴有形之血脱竭于下，既久，经候犹不调，水泄，日见三两行，食罢烦心，饮食减少，甚至瘦弱。东垣老人曰：夫圣人治病，必本四时升降浮沉之理，权变之宜，必先岁气，无伐天和，无盛无虚，遗人夭殃，无致邪，无失正，绝人长命。故仲景云：阳盛阴虚，下之则愈，汗之则死；阴盛阳虚，汗之即愈，下之即死。大抵圣人立法，且如升阳或发散之剂，是助春夏之阳气，令其上升。乃泻秋冬收藏殒杀寒凉之气，此病是也，当用此法治之，升降浮沉之至理也。天地之气，以升降浮沉乃从四时，如治病不可逆之。故经云：顺天则昌，逆天则亡，可不畏哉。

夫人之身，亦有四时，天地之气，不可止认在外，人亦体同天地也。今经漏不止，是前阴之气血已脱下矣。水泄又数年，是后阴之气血下陷以脱矣。后阴者，主有形之物也；前阴者，精气之户。下竭，是患者周身之血气常行秋冬之令，阴主杀，此等收藏之病是也。阳生阴长，春夏是也。在人之身，令气升浮者，谷气上行是也。既病，人周身血气皆不生长，谷气又不胜，其肌肉消少，是两仪之气俱将绝矣。既下元二阴俱脱，血气将竭，假令当是热证，今下焦久脱，化为寒矣。此病久沉久降，寒湿大胜，当急救之。泻寒以热，除湿以燥，大升大举，以助生长，补养气血，不致偏竭。圣人立治之法，既湿气大胜，以所胜治之，助甲风木上升是也。故经云：风胜湿，是以所胜平之也。当先调和胃气，次用白术之类，以燥其湿而滋元气，如其不止，后用风药以胜湿，此便是大举大升，以助春夏二湿之久陷下之至治也。

益胃升阳汤 血脱益气，古圣人之法也。先补胃气，以助生发之气，故曰阳生阴长。诸甘药为之先务，举世皆以为补，殊不知甘能生血，此阳生阴长之理也。故先理胃气，人之身内，胃气为宝。柴胡、升麻，以上各五分，炙甘草、当归身酒洗、陈皮，以上各一钱，人参去芦，有嗽去之、炒神曲，以上各一钱五分，黄芪二钱，白术三钱，生黄芩少许。上㕮咀，每服二钱，水二大盏，煎至一盏，去渣，稍热服。如腹中痛，每服加白芍药三分，中桂少许。如渴或口干，加葛根二分，不拘时候。

——《兰室秘藏·妇人门·经漏不止有二论》

按：本案较为复杂，既有血瘕，又有崩漏，病久，复水泄并作，形体羸瘦。李杲认为，本证前后阴之气血下陷、下脱，根据天人相应的观点，患者周身之气血有降而无升，有秋冬而无春夏，有收藏而无生长，故当以风药大升大举，以助其春夏生长之令。春夏之阳气不足，致寒湿内胜，又当以风药胜湿，以脾胃药燥湿。以风药升举、胜湿，大补气血，为本案的治疗主旨。益胃升阳汤是在补中益气汤的基础上加炒神曲、生黄芩，以大补脾胃之气，使阳生阴长。炒神曲可消食化积。津液脱失，必有内热，予生黄芩以清热。本案主因是内有寒湿，故方中生黄芩用量标为“少许”。

案 3：白带漏下不止案

白文举正室，白带常漏久矣，诸药不效。诊得心包尺脉微，其白带下流不止。叔和云：崩中日久为白带，漏下多时血水枯。崩中者，始病血崩，久则血少，复亡其阳，故白滑之物下流不止，是本经血海将枯，津液复亡，枯干不能滋养筋骨。以本部行经药为引用，为使；以大辛甘油腻之药，润其枯燥，而滋益津液；以大辛热之气味药，补其阳道，生其血脉；以苦寒之药，泄其肺而救上。热伤气，以人参补之，以微苦温之药为佐，而益元气。白葵花去萼研烂四分，甘草炙、郁李仁去皮尖、研泥、柴胡，以上各一钱，干姜细末、人参，以上各二钱，生黄芩细研一钱，陈皮留皮五分。上件除黄芩外，以水三盏，煎至一盏七分，再入黄芩，同煎至一盏，去渣，空心热服，少时以早饭压之。

——《兰室秘藏·妇人门·半产误用寒凉之药论》

按：本案为白带漏下不止之证。从文中引《脉诀》"崩中日久为白带，漏下多时血水枯"句看，患者在本证之前应有血崩之证，故李杲认为本案病机为肝经血海枯干，津液枯涸，复亡其阳。亡血、亡津液既久，必有虚热。医案中未详述所见证候，但崩漏带下日久，已近虚劳之证，从苦寒泻肺热黄芩之用，可推知当为肺虚热。治以疏肝滋液、温阳益气止带之法。本方以白葵花止带；本部行经药为柴胡；以郁李仁辛甘油腻之药，润其枯燥，而滋益津液；以干姜大辛热之气味药，补其阳道，生其血脉；以黄芩苦寒之药，泄其肺而救上；热伤气，以人参补之；以微苦温之陈皮为佐，而益元气。

（十二）齿科病案

齿痛案

东垣治一妇人，年三十，齿痛甚，口吸凉风则暂止，闭口则复作，乃湿热也。足阳明贯于上齿，手阳明贯于下齿，阳明多血聚，加以膏粱之味助其湿热，故为此病。用黄连、梧桐泪苦寒，薄荷、荆芥穗辛凉，治湿热为主；升麻苦辛，引入阳明为使；牙者骨之余，以羊骨灰补之为佐；麝香少许入内为引，作细末擦之，痛减半，又以调胃承气去硝，加黄连以治其本。二三行而止，其病良愈，不复作。

一人因服补胃热药，致上下牙疼痛不可忍，牵引头脑，满面发热大痛，足阳明之别络入脑，喜寒恶热，乃是手阳明经中热盛而作也。其齿喜冷恶热，以清胃散治之而愈。

震按：齿痛不属阳明，即属少阴，此二条与后易案，乃两大局正面文章也。

——《古今医案按·牙齿》

按：李杲辨此案齿痛为阳明经之湿热与热，故以清脾胃之湿热与热疗之。俞震所按，为原书中后两则医案，属肾虚、肾火所致之齿痛，故云“齿痛不属阳明，即属少阴”。阳明经入上下齿，故阳明湿热为齿痛病机。肾主骨生髓，齿为骨之余，肾火、肾虚亦可致齿痛。

（十三）胎毒

红丝瘤案

东垣云：李和叔中年得一子，至一岁，身生红丝瘤，不救，后四子至三岁，皆病瘤而死，问何缘至此。翌日思之，谓曰：汝乃肾中伏火，精中多有红丝，以气相传，故生子有此疾，俗名胎瘤是也。汝试观之。果如其言，遂以滋肾丸数服，以泻肾中火邪，补真阴不足，忌酒肉辛热之物，其妻以六味地黄丸养其阴血。受胎五月之后，以黄芩白术作散服。后生子，前证不作。

——《古今医案按·胎毒》

按：本案所涉及的胎毒之证，即先天导致的疾病。患者连生五子皆因病红丝瘤（丹毒）而夭折，李杲责以患者肾中伏火，阴虚火旺所致，治用泻火毒滋肾阴，后生子不再出现此证。父母禀赋气血等对胎儿影响很大，朱丹溪《格致余论·秦桂丸论》可与此案参看。

（十四）癃闭

小便癃闭案

东垣治长安王善夫，病小便不通，渐成中满腹大，坚硬如石，腿脚亦胀裂出水，双睛凸出，昼夜不得眠，饮食不下，痛苦不可名状，服甘淡渗泄之药皆不效。李曰：病深矣，非精思不能处。因记《素问》有云：无阳则阴无以生，无阴则阳无以化。又云：膀胱者，州都之官，津液藏焉，气化则能出矣。此病小便癃闭，是无阴而阳气不化也。凡利小便之药，皆淡味渗泄为阳，止是气药，阳中之阴，非北方寒水阴中之阴所化者也。此乃奉养太过，膏粱积热损北方之阴，肾水不足，膀胱肾之室久而干涸，小便不化，火又逆上而为呕哕，非膈上所生也。独为关，非格病也。洁古云：热在下焦，填塞不便，是关格之法。今病者内关外格之病悉具，死在旦夕，但治下焦可愈。随处以禀北方寒水所化大苦寒之味者，黄柏、知母，桂为引用，丸如桐子大，沸汤下二百丸。少时来报，服药须臾，前阴如刀刺火烧之痛，溺如瀑泉涌出，卧具皆湿，床下成流，顾盼之间，肿胀消散。李惊喜曰：大哉圣人之言！岂不可遍览而执一者乎？其证小便闭塞而不渴，时见躁者是也，凡诸病居下焦，皆不渴也。二者之病，一居上焦，在气分而必渴，一居下焦，在血分而不渴，血中有湿，故不渴也。二者之殊至易别耳。

震按：前贤之不可及者，以其善悟经旨而创立治法耳，若今人不过寻章摘句，即旧时成法尚未通晓，岂能另标新义，恰合病情乎。

——《古今医案按·癃闭》

按：本案为小便癃闭，对于其病机及治疗方法，《兰室秘藏·小便淋闭门·小便淋闭论》认为，不渴而小便不通的，属于热在下焦血分，病在下焦的肾与膀胱，阴中之阴。治疗应当用大苦寒的药物，这样的药物性味俱阴，也是阴中之阴，可以滋补肾与膀胱。治疗本证之癃闭“用大苦寒之药，治法当寒因热用”。方用通关丸：黄柏去皮锉、酒洗焙、知母锉、酒洗焙干，各一两，肉桂五分。上为细末，熟水为丸，如梧桐子大，每服一百丸，空心白汤下。

（十五）血证

热为寒束吐血衄血案

东垣治一贫者，脾胃虚弱，气促，精神短少，衄血吐血，以麦门冬二分，人参、归身各三分，黄芪、白芍、甘草各一钱，五味五枚，作一服，水煎，稍热服愈。继而至冬，天寒居密室，卧大热炕，而吐血数次，再求治。此久虚弱，外有寒形，而有火热在内，上气不足，阳气外虚，当补表之阳气，泄里之虚热，夫冬寒衣薄，是重虚其阳，表有大寒，壅遏里热，火邪不得舒伸，故血出于口。忆仲景《伤寒论》云：太阳伤寒，当以麻黄汤发汗而不与之，遂成衄，却与麻黄汤立愈。此法相同，遂用之。以麻黄桂枝汤，人参益上焦元气而实其表，麦门冬保肺气，各三分，桂枝以补表虚，当归身和血养血，各五分，麻黄去根节、祛外寒、甘草补脾胃之虚、黄芪实表益卫、白芍药各一钱，五味三枚，安其肺气，卧时热服，一服而愈。

震按：此案认病制方，其义最精，药之分两甚轻者，因受病在卫在肺，皆系亲上部位。经云：补上治上制以缓，缓则气味薄也，然系久虚之体，热为寒束，故用法若此，体不虚而热为寒束者，又当以麻杏甘膏汤加血药以治之。

——《古今医案按·血证》

按：本案为吐血衄血之医案。患者虽是一人，但前后病机不同。李杲诊病辨证甚精，治疗亦随之变化。患者首次求治时，病机为脾胃虚弱，故用人参、当归、黄芪等补益元气；后来求治，为体质久虚，又受风寒，内又有大热，风寒束热，郁热于里所致，故用麻黄桂枝汤治之。

（十六）消渴

案1：生津甘露饮子疗消渴案

罗谦甫曰：顺德安抚张耘夫，年四十五岁，病消渴，舌上赤裂，饮水无度，小便数多。东垣先师以生津甘露饮子治之，旬日良愈。古人云：消渴多传疮疡，以成不救之疾，今效后不传疮疡，享年七十五岁而终。其论曰：消之为病，燥热之气胜也。《内经》云：热淫所胜，治以甘苦，以甘泻之，热则伤气，气伤则无润，折热补气，非甘寒之剂不能，故以人参、石膏、炙甘草、生甘草之甘寒为君。启玄子云：益水之源，以镇阳光，故以知、柏、黄连、栀子之苦寒，泻热补水为臣。以当归、麦冬、杏仁、全蝎、连翘、白芷、白葵、兰香，甘辛寒和血润燥为佐。以升、柴之苦平，行阳明少阳二经。白豆蔻、荜澄茄、木香、藿香，反佐以取之。重用桔梗为舟楫，使浮而不下也。为末，每服二钱，抄在掌内，以舌舐之，此制治之缓。

震按：古今治消渴诸方，不过以寒折热，惟苦与甘略不同耳，要皆径直，无甚深义，独此方委蛇曲折，耐人寻味。

——《古今医案按·消渴》

按：本案为李杲用生津甘露饮子治疗消渴，方中用药繁多，然多而不杂，繁而不乱，君臣佐使，井井有条，故疗效确切。治疗之法，不同于常规治疗消渴往往以寒治消渴之内热，所用药味繁多，药性繁杂，而疗效甚佳，尤其是能够有效预防消渴并发的疮疡，当为临床治疗消渴的借鉴。

案2：三消案

一老人冬月口舌生疮作渴，心脉洪大而实，尺脉大而虚，此消症也。患在肾，须加减八味丸补之，否则后发疽难疗。不信，乃服三黄等药降火，次年夏，果发疽而殁。东垣曰：膈消者，以白虎加人参汤治之。中消者，善食而瘦，自汗，大便硬，小便数。《脉诀》云：干渴饮水，多食易饥，虚成消中者，调胃承气汤、三黄丸治之。下消者，烦躁引饮，耳轮焦干，小便如膏脂。又云：焦烦水易亏，此肾消也，六味地黄丸治之。《总录》所谓未传能食者，必发脑疽背疮，不能食，必传中满鼓胀，皆谓不治之症。洁古老人分而治之，能食而渴者，白虎加人参汤，不能食而渴者，钱氏白术散，倍加葛根治之。土中既平，不复传下消矣。前人用药，厥有旨哉。或曰未传疮疽者何也？此火邪盛也，其疮痛甚而不溃，或赤水者是也。经云：有形而不痛，阳之类也，急攻其阳，无攻其阴，治在下焦。元气得强者生，失强者死。

——《续名医类案·消》

按：本案主要论述消渴，三消病机各不同，治法亦各异。

（十七）脱肛

东垣治一女子脱肛，用糯米一勺，浓煎饮，去米，候温，洗肛温柔，却先以砖一片火烧通红，用醋沃之，以青布铺砖上，坐肛于青布上，如热则加布令浓，其肛自吸入而愈。

——《古今医案按·脱肛》

按：本案脱肛为脾胃气虚下陷所致，故饮糯米以补脾胃，同时用以外治之法。

（十八）泻痢

久病脱肛下痢案

癸卯冬，白枢判家一老仆，面尘脱色，神气特弱，病脱肛日久，服药未验，复下赤白脓痢，作里急后重，白多赤少，不任其苦，以求其治。曰：此非肉食膏粱，必多蔬食，或饮食不节，天气虽寒，衣盖犹薄，不禁而肠头脱下者，寒也。真气不禁，形质不收，乃血滑脱也。此乃寒滑，气泄不固，故形质下脱也。当以涩去其脱，而除其滑；微酸之味，固气上收；以大热之剂而除寒补阳，以补气之药升阳益气。御米壳去蒂萼、蜜炒橘皮，以上各五分，干姜炮六分，诃子煨、去核七分。上为细末，都作一服，水二盏，煎至一盏，和渣，空心热服。

——《兰室秘藏·泻痢门》

按： 世评李杲组方药味多，如韩信将兵，多多益善。然本下痢案用药精当，仅四味，颇显张仲景之风。本案为久病脱肛，复见下痢，既为冬日所发，必与寒邪相关。既有内虚，复感外寒，故收敛固脱兼扶阳益气。本方急则治其标，待下痢愈后，还当进一步调理脾胃，益气升阳举陷，以除其脱肛之本。《东垣试效方》对本方解释说："涩可去脱，以粟壳之酸微涩，上收固气去脱，主用为君也。以诃子皮之微酸，上收固血，治其形脱。橘皮微苦温，益真气升阳，为之使。以干姜大辛热之剂，除寒为臣。"

（十九）腰痛

寒湿腰痛案

东垣治一人，露宿寒湿之地，腰痛不能转侧，胁搐急，作痛月余。腰痛论云：皆足太阳足少阴，血络有凝血作痛，间有一二证属少阳胆经，外络脉病，皆去血络之凝乃愈。经云：冬三月禁针。只宜服药通其经络，破血络中败血。以汉防已、防风各三分，炒曲、独活各五分，川芎、柴胡、肉桂、当归、炙草、苍术各一钱，羌活一钱五分，桃仁五粒，酒煎服愈。

震按：此条虽云去血络中瘀血，其实温寒胜湿之药为多，治其得病之因也。

——《古今医案按·腰痛》

按： 本案之腰痛，病因为寒湿侵袭，凝滞血络，故治以温寒胜湿之法。

（二十）厉风

《内经》曰：脉风成疠。又云：风气与太阳俱入，行诸脉俞，散于分肉之间，卫气相干，其道不利，故使肉愤胀而有疡。卫气有所凝而不行，故肌肉不仁也。夫疠风者，有荣卫热胕，其气不消，故使鼻柱坏而色败，皮肤疡溃，风寒客于脉不去，名曰疠风，或名曰寒热病。大风之病，骨节重，眉鬓坠，名曰大风。刺其肌肉，故汗出百日；刺骨髓，汗出百日。凡二百日，鬓眉生而止针。

戊寅岁正月，段库使病大风，满面连颈极痒，眉毛已脱落，须以热汤沃之则稍缓，昼夜数次沃之，或砭刺亦缓。先师曰：脉风者，疠风也。荣卫热胕，其气不清，故使鼻柱坏，皮肤色败。大风者，风寒客于脉而不去，治之当刺其肿上，以锐针针其处，按出其恶气，肿尽乃止。常食方食，勿食他食，宜以补气泻荣汤治之。此药破血散热，升阳去痒，泻荣，辛温散之，甘温升之，以行阳明之经，泻心火，补肺气，乃正治之方。补气泻荣汤：升麻、连翘各六分，桔梗五分，黄芩四分，生地黄四分，苏木、黄连、黄芪、全蝎各三分，人参、白豆蔻各二分，甘草一分半，地龙三分，桃仁三个，蠓虫去足翅三个，胡桐泪一分、研，麝香少许、研，当归三分，水蛭三个、炒烟尽。上十九味，除连翘别锉，胡桐泪研，白豆蔻为末，麝香、蠓虫、水蛭令为末，余药都作一服。水二盏，酒一盏，入连翘同煎至一盏，去渣，再入胡桐泪、白豆蔻二味末，并麝香等。再上火煎至七分，稍热服。早饭后午饭前服，忌酒面生冷硬物。

——《卫生宝鉴·诸风门·疠风刺法并治验》

按：厉风，即麻风病，属恶疾。《内经》中即有记载。李杲治此病，采取针药两法，针刺则“当刺其肿上，以锐针针其处，按出其恶气，肿尽乃止”。其所用方药，以破血祛热、升阳泻荣为法。方中用黄芪、人参、甘草、升麻、当归、黄芩、黄连、生地黄合用，升阳泻火，治其本；以苏木、桃仁、蠓虫、水蛭、全蝎、地龙泻荣通络，以顾其标；桔梗上浮，以达于面；连翘为引，清热解毒，直达病所；梧桐泪杀火毒、面毒，软坚；白豆蔻理气；麝香通经络血脉。合而用之，则于阳明经补气泻荣。其方药治疗，主要着眼于心肺胃三经，因其为肌肤血脉病变之所在。

（二十一）热病

误用灸法致热病案

东垣治节使赵君，年几七旬，病身体热麻，股膝无力，饮食有汗，妄喜笑，善饥，痰涎不利，舌强难言，声嗄不鸣。诊得左寸脉洪大而有力，是邪热客于经络之中也。盖手之三阳从手表上行于头，阴伏于阴，阳并于阳，势甚炽焉。故邪热妄行，流散于周身，而为热麻。胃热虫动，虫动则廉泉开，故涎下。热伤元气，而为股膝无力。饮食入胃，慓悍之气，不寻常度，故多汗。心火盛，则妄喜笑。脾胃热则消谷善饥，肺金衰则声不鸣。仲景云：微数之脉，慎不可灸，焦骨伤筋，血难复也。君奉养以膏粱之味，无故而加以火焫之毒，热伤经络而为此病明矣。《内经》云：热湿所胜，治以苦寒，佐以甘泻之，以酸收之。当以黄柏、知母之苦寒为君，以泻火邪，壮筋坚骨。黄芪、生甘草之甘寒泄热实表，五味子味酸止汗，补肺气之不足，以为臣。炙甘草、当归之甘辛，和血润燥。升麻、柴胡之苦平，少阳阳明二经，自地升天，以苦发之者也，以为佐。㕮咀同煎，清汁服之。更缪刺四肢，以泻诸阳之本，使十二经相接而泻火邪。不旬日良愈。遂名其方曰清神补气汤。

——《续名医类案·热病》

按：本案为过食膏粱厚味所致，本有湿热又妄用灸法，内外火热共作，故成热病。李杲本于《素问·至真要大论》的治疗原则，即“热淫于内，治以咸寒，佐以甘苦，以酸收之，以苦发之”，方用清神补气汤。

李杲

后世影响

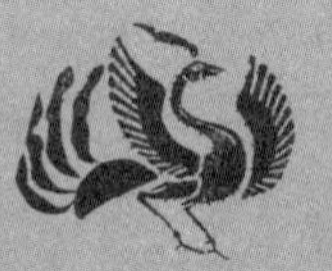

一、历代评价

后世医家认为，李杲的主要贡献在于内伤理论与脾胃学说。

元·朱丹溪在《格致余论·序》中说：“夫假说问答，仲景之书也，而详于外感；明著性味，东垣之书也，而详于内伤。医之为书，至是始备；医之为道，至是始明。”将李杲对于内伤疾病的认识与贡献和张仲景的伤寒学说相提并论。

明·龚廷贤在《寿世保元·医说》中说：“杲推明内、外二伤。而多注意于补脾土之设。盖以土为一身之主。土平则诸脏平矣。”

明·卢之颐在《本草乘雅半偈·乘雅半偈采录诸书大意》中说：“脾胃一论，谓其以一脏具五脏体，一气备五气用，发人未发，真千古之卓见也。”

明·赵献可在《医贯》中，推崇李杲的补中益气汤。其曰：“此东垣补中益气汤，万世无穷之利，不必降也，升清浊自降矣。”

明·徐春甫在《古今医统大全·卷一》中评论说：“李杲，字明之，号东垣，幼明敏，性好医。闻易老张元素以医鸣，携千金往从之，数年尽得其妙。而谓病因脾胃所生者良多，故主内虚则诸邪并入，著《脾胃论》补中益气等方。为王道之本，而实为医家之宗主。”

后世往往称李杲之医为医中王道，推崇其为一代医学宗师。历代医家多认为，李杲之长在于内伤之疗，故在评价四家特点时说：“故曰外感法仲景，内伤法东垣，热病用河间，杂病用丹溪。”至若张景岳则对李杲的脾胃论及内外伤之辨极为赞赏。其曰：“兹察其所谓苍天贵清净，阳气恶烦劳者，此指劳倦之为病也。所谓收藏令行，故其人夭者，此指阴盛阳衰之为病也。所谓春气升则万物安者，此指降则无生之为病也。所谓气或乖错，人何以生者，此指阳气受伤之为病也。东垣此言，其垂惠后世，开导末学之功，诚非小矣。”但张景岳对李杲的阴火之说表示不解。其曰：“何不曰寒与元气不两立，而反云火与元气不两立乎？兹举火字特以为言，致令后生之妄言火者，反尽忘东垣前四条之格言，而单执不两立之说，用为治火之成按，是东垣戒之而反以诲之，此其白璧之瑕，余实不能不为东垣惜也。”另外，对于李杲方中用药多而杂持有异议。张景岳说：“第以二三分之芩连，固未必即败阳气，而以五七分之参术，果即能斡旋元气乎？用是思及仲景，见其立方之则，用味不过三四品，用数每至二三两；且人之气血本大同，疾病多相类，而仲景之方大而简，东垣之方小而杂，何其悬绝一至如此？”

《古今医统大全》引《续医说》评论说：“丹溪云：东垣用药如韩信用兵，多多益善者，盖讳之也。”对于李杲之学说，后世大多赞誉之推崇之，也不是没有诋毁者，有认为其只讲温补脾胃为偏颇者。其中，徐大椿《医学源流论》的评论极为苛刻。其曰：“尤偏驳者，东垣为甚，惟以温燥脾胃为主，其方亦毫无法度。因当时无真实之学，盗窃虚名，故其教至今不绝。”其言则过于偏颇，后世医家对李杲之学说，还是多有肯定，加以继承与发扬的。

二、学派传承

（一）王好古

王好古少时，与李杲一起师从于张元素。张元素去世后，王好古又师从于李杲，自谓得师不传之秘，对于李杲的理论学术多继承与发扬。首先，王好古继承了李杲的六经用药理论，继承了张元素、李杲的归经理论。如

《汤液本草》共载药 240 余味，其中论及药物归经者有 170 余味。在论诸经头痛篇说："头痛者，木也，最高之分惟风可到，风则温也，治以辛凉，秋克春之意，故头痛皆以风药治之者，总其体之常也，然各有三阴三阳之异焉。故太阳则宜川芎，阳明则宜白芷，少阳则宜柴胡，太阴则宜苍术，少阴则宜细辛，厥阴则宜吴茱萸也。"其继承了李杲的六经分治归经用药理论。在论腹痛部分时也遵循归经理论，区别六经分别用药。其曰："中脘痛，太阴也，理中、建中、黄芪汤类主之；脐腹痛，少阴也，四逆、真武、附子汤类主之；少腹痛、小腹痛，厥阴也，重则正阳、回阳丹之类，轻则当归四逆汤。"又云："夏，肌热，恶热，脉洪疾，手太阴、足阳明主之，黄芩芍药汤；秋，肌热，恶寒，脉沉疾，足少阴、足太阴主之，桂枝芍药汤。腹痛者，芍药甘草汤主之。"继承了李杲六经分治用药及四时用药加减的理论。归经理论还体现在关于"六经渴"的论述上，李杲在《东垣试效方》中有"辨六经渴并治"的论述，王好古继承了李杲的思想，有"六经发渴各随经药治之"的论述，载有"表热，恶热而渴者，白虎汤。皮肤如火燎，而以手重取之，不甚热者，肺热也，或目白睛赤，烦躁引饮，单黄芩一物。两胁肌热，脉浮弦者，柴胡饮子。一身热，或日晡潮热，皆血热也，四顺饮子"等。王好古又在李杲所言"大头天行"为"疫疠"，具有传染性，并阐明其主要临床表现的基础上，在《此事难知》中说："夫大头痛者，虽为在身在上，热邪伏于已，又感天地四时非节瘟疫之气所著，所以成此疾。至于溃裂脓出，而又染他人，所以谓之疫疠也。"指出了大头瘟的病因为瘟疫之气，又可传染他人，属于疫疠。明确大头瘟病的病位、归经在少阳、阳明、太阳，症状主要表现为肿痛。治则上提出："治之宜早，药不宜速，恐过其病，上热未除，中寒已作，有伤人命矣。"王好古又在李杲补养脾胃的学术上，发展出温补脾肾的学说。颇为重视内因在伤寒发病中的作用，重点阐发伤寒内感阴证的理论，其阴证学说明显反映出李杲脾胃内伤学说对他的深刻影响。王好古倡言“三阴论”，强调肝、脾、肾三阴虚在病变中的作用，创“内伤三阴例”，对阴证的病因病机、辨证论治做了详细分析。他对伤寒阴证的研究，不囿于伤寒外感之说，而重视内因在发病学上的作用；不局限外感病的六经分证，而认为内伤病也可按六经辨证施治。

（二）罗天益

罗天益师从李杲十余年，尽得李杲之传授。李杲去世前，将平生所著医书以类相从尽付与罗天益，而李杲流传于世的著作，大多为罗天益所整理，故罗天益为李杲之学术能传于后世之功臣。其精研《内经》，采摭张元素、李杲之说，旁及诸家，参以自己的临床经验，著成《卫生宝鉴》，阐发脾胃学说，倡言三焦寒热证治。罗天益的学术思想，主要是对李杲学说的继承和发挥。李杲强调饮食劳倦，脾胃受损，元气不足，百病由生的观点，罗天益则对脾胃伤分饮伤、食伤的内容进一步加以发挥，指出食伤的病机是饮食失节，胃肠不能胜，气不及化，在治法上应根据食伤的轻重，分厥阴、少阴、太阴分别对待。轻者伤及厥阴，以枳术丸之类主之；重者伤及少阴，以木香槟榔丸、枳壳丸之类主之；若伤及太阴，出现填塞闷乱，心胃大痛之证，则以备急丸、神保丸等主之。指出饮为无形之气，饮伤脾胃是指嗜酒过度或饮水过多损伤脾胃，其中主要论述过饮酒之害。罗天益认为，酒“久饮伤神损寿，若耽嗜过度。其酷烈之性，挠扰于外，沉注之体，淹滞于中，百脉沸腾，七神迷乱，过伤之毒一发，耗真之病百生”。饮伤，以呕吐恶心、头昏目眩、困倦多睡、神志不清、泄泻等为主要症状。在治法上，罗天益反对攻下之法，认为“夫酒者大热有毒、气味俱阳，乃无形之物也。若伤之，止当发散，汗出则愈，此最妙法也。其次，莫如利小便。二者乃上下分消其湿”。罗天益论劳倦内伤，有虚中有寒、虚中有热两种。虚中有寒者，是指由于劳倦过度，损伤脾胃，升降失常，复受寒邪，脾阳不振，营卫失调，津液不行之故，可以表现为心腹疼痛、不喜饮食、嗜卧懒言等症状。治宜温中益气，健脾散寒，须用甘辛之剂，如理中汤之类。虚中有热者，是由于劳倦伤脾，气衰火生，火热伤气所致，表现为形瘦纳呆、骨蒸潮热、怔忡盗汗等。治宜甘温除热，升阳补气，选用调中益气汤之类。罗天益深受李杲调养脾胃思想影响，其主要以养胃气为本。其曰："营运之气，出自中焦，中焦者，胃也。胃气弱不能布散水谷之气，荣养脏腑经络皮毛，气行而涩为浮肿，大便消多而浮肿肠鸣，皆湿气盛也。四时五脏皆以胃气为本，五脏有胃气，则和平而安。"

（三）朱丹溪

朱丹溪师承罗知悌，为刘完素的三传弟子。罗之悌得刘河间之再传，却又旁通张从正、李杲二家之说。戴良《丹溪翁传》称"罗遇翁（丹溪）甚欢，即授以张、李诸书，为之敷扬三家之旨……居无何，尽得其学"。因此，朱丹溪可谓是集三家（刘完素、张从正、李杲）之长。程敏政序《丹溪心法》云："朱氏实渊源于张、刘、李三君子，尤号集其大成。"朱丹溪推崇李杲之学，受其影响较深。其在《格致余论·序》中说："夫假说问答，仲景之书也，而详于外感；明著性味，东垣之书也，而详于内伤。医之为书，至是始备；医之为道，至是始明。"关于湿热相火，朱丹溪认为其致病最多。李杲学说中没有特别提出湿热，但其论述脾胃虚弱，元气不足，则湿气下行，郁而化火，以甘温除热之法治之。其用清燥之剂寒凉以救之的观点并且据而大加发挥，增添了不少行之有效的方药。如其治痰证之属湿热者，用东垣健步丸（防己、羌活、柴胡、滑石、甘草、瓜蒌根、泽泻、防风、苦参、川乌、肉桂）再加苍术、黄芩、黄柏、牛膝之类，并自制虎潜丸（黄柏、龟板、知母、熟地、陈皮、白芍、锁阳、虎骨、干姜），清火燥湿，却又补肾坚阴，以治痰证之属肝肾阴亏为主者，被后人誉为"神方"。此方是据李杲"源绝则肾亏，痰厥之病大作，腰以下痿软瘫不能动"之意而立方的，不用李杲所出之清燥汤（主要作用为清湿热、润肺燥），却更切合“肾亏”的病机。又如，著名的二妙散，治疗“筋骨疼痛因湿热者”，亦治痿证，合于经意。对于吐酸证，朱丹溪列为湿热，为弥补李杲无治热湿郁积之法的缺憾，朱丹溪治此证以炒黄连为君，反佐炒吴茱萸，顺其性而折之，是即著名的左金丸，其功效为后世所盛称。

李杲根据《内经》“壮火食气”的理论，提出了阴火的概念，认为元气与火不两立，为脾胃虚弱，元气不足所产生之病机之火，又将阴火与心火相对应，言“阴火者，心火”，又提出为“下焦包络之火”。朱丹溪在此基础上提出相火学说，认为相火为肝肾所司，复分属心包络、膀胱、三焦、胆诸腑，认为相火，就其内容来看，含义有二：一是指正常的阳气之动，所谓“天主生物，故恒于动，人有此生，亦恒于动；其所以恒于动，皆相火之为也”。而且，这种阳气之动相火，对自然界、对人类起着巨大的推动作用，所谓“天非此火不能生物，人非此火不能有生”。其二，是指相火妄动，成为邪火，即思想为物欲所感，五志化火。如朱丹溪指出：“火起于妄，变化莫测，无时不有，煎熬真阴，阴虚则病，阴绝则死。”这种相火，是阴虚火旺之邪火，为“元气之贼”。朱丹溪受李杲阴火学说之影响，而完善之，发挥之。

（四）温补学派

李杲的脾胃学说，为后世医家进行更为广泛深入的研究奠定了基础，从而建立了以温养补虚为临床特色的辨治虚损病证的系列治法，理论上发展成为以先天阴阳水火为核心的肾命学说。虽被后人习惯称为温补学派，实为“补土派”学术思想的延续。代表医家有薛己、张景岳、赵献可、李中梓、叶天士等。

薛己认为，脾胃为气血之本，脾又是统血之脏，故生血必以调补脾胃阳气为先，这样又使其脾胃论与肾及命门联系起来。薛己认为“人之胃气受伤，则虚证蜂起”，不论内因外感皆可由脾胃虚弱引起，借此对李杲的

“脾胃内伤学说”做了进一步的阐发。对于虚证的治疗，薛己一般主张固本扶元，常用六味丸、八味丸直补真阴真阳，以滋化源，自成温补一派。这种温补疗法，对金元以来寒凉克伐的流弊，起到了一定的纠偏作用。李杲益气补脾诸论，认为阴不能没有阳，阳不能没有阴，物生于阳而成于阴，故阴阳二气不能有所偏，不偏则气和而生，偏则气乖而死。从治疗上讲，阳既非有余，则应注意慎用寒凉；阴既常不足，则应注意慎用攻伐。

赵献可突出地发挥了“命门学说”，独重于肾水命火，认为“命门”是人身脏腑之主，命门之火为人身之至宝，是性命之本，人体生机取决于命门之火的强弱，养生、治病无不以此为理。李中梓提出“肾为先天之本，脾为后天之本”的学术观点，对前人的脾肾学说做了高度概括和总结。他认为，人身根本有二：先天本在肾，后天本在脾。叶天士认为“内伤必取法于东垣”，而又针对李杲详于升脾而略于降胃之偏颇，主张脾胃分治。其认为“脏宜藏，腑宜通，脏腑之体用各殊也”。叶天士认为，脾与胃虽同属中土，但其功能有别，喜恶不同，故提出了“胃喜润恶燥”的观点。叶天士在李杲“湿能滋养于胃，胃湿有余，亦当泻湿之太过，胃之不足，惟湿物能滋养”论点启示下，提出了“养胃阴”的学术思想和理论依据。李杲治疗重点在脾，故用药多甘温；叶天士的治疗重点在胃，故用药多甘平和甘凉。华岫云在评述中说:“若脾阳不足，胃有寒湿，一脏一腑，皆宜于温燥升运者，自当恪遵东垣之法。若脾阳不亏，胃有燥火，则当遵叶氏养胃阴之法”。

三、海外流传

（一）对日本汉医的影响

日本江户时代的汉医中，由田代三喜和曲直濑道三为代表的“后世派”，最为推崇李杲与朱丹溪的学说。曲直濑道三认为，“仲景处方，药品甚少，治急性外感；东垣处方，多至二十余味，治慢性内伤”。在日本，香月牛山特别尊崇李杲。其在《牛山活套》一书中说：“眼目之方治应本于东垣。如常说，游于予门者，应溯徊东垣之流。非独眼病，诸病之治共应因于东垣治方。须常诵《辨惑论》《脾胃论》《兰室秘藏》。世医只知东垣为医中王道，施补药，除补中益气汤外不知他方者多，为未至东垣血脉者，可笑者也。”

（二）对韩国汉医的影响

朝鲜时代（1392—1910）前期编纂的《医方类聚》（成书于 1445 年，刊行于 1477 年），具有将众多医方分门类聚的特点。该书主要依据《东垣试效方》的内容，反映了李杲的学术成果。而在其编辑体系上的“脾胃门”中，则收载了《内外伤辨惑论》《脾胃论》的内容。而在朝鲜时代中期问世的《东医宝鉴》（1613 年刊行）一书，则在其编写框架上设有以李杲之内伤学说为主的“内伤门”。在此概念基础上，其将李杲的众多医论及方剂分别编入该书框架上的多个部分。而李杲的学术思想对朝鲜时代后期的名医李济马（1837—1900）所提出的四象医学有一定程度的影响。李杲的内伤学说、脾胃学说，对四象医学所提出的人体体质概念的阐发，留下了重要启迪。

综上所述，李杲师承于易水学派开山张元素，而青出于蓝。其学术思想除承袭张元素外，又本于《内经》《难经》《伤寒论》等经典著作，同时兼收张仲景、孙思邈、钱乙等诸家医学思想，融会贯通，并结合临床实践，关注饥饱劳逸过度损伤脾胃为致病的一大原因，创立内伤学说与脾胃学说。李杲著作颇丰，最能反映其学术思想的代表作有《内外伤辨惑论》《脾胃论》《兰室秘藏》《东垣试效方》等，阐述了李杲的内伤学说、脾胃学说及在临床中的应用。因为李杲在医学上的巨大贡献，故与刘河间、张从正、朱丹溪，同称为“金元四大家”，开创了中医学史上辉煌的“金元时代”。李杲的学说对后世影响巨大，如温补学派等皆受其影响，对于日本汉医、韩国汉医等也有深远的影响。

李杲

参考文献

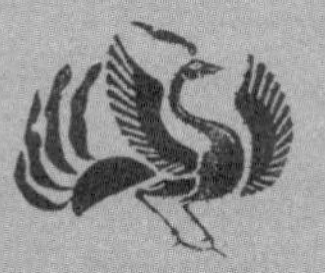

一、著作类

[1] 李杲 . 脾胃论［M］. 北京：人民卫生出版社，1957.

[2] 李杲 . 兰室秘藏［M］. 北京：人民卫生出版社，1957.

[3] 李杲 . 内外伤辨惑论［M］. 北京：人民卫生出版社，1959.

[4] 李杲 . 兰室秘藏［M］. 天津：天津科学技术出版社，2001.

[5] 李杲 . 脾胃论［M］. 天津：天津科学技术出版社，2001.

[6] 张年顺 . 唐宋金元名医全书大成 · 李东垣医学全书［M］. 北京：中国中医药出版社，2006.

[7] 刘河间 . 金元四大医家名著集成［M］. 北京：中国中医药出版社，1995.

[8] 张元素 . 医学启源［M］. 北京：人民卫生出版社，1978.

[9] 张子和 . 儒门事亲［M］. 北京：人民卫生出版社，2010.

[10] 宋濂，等 . 元史［M］. 北京：中华书局，1976.

[11] 陈士铎 . 石室秘录［M］. 北京：中国中医药出版社，1991.

[12] 纪昀. 四库全书总目提要［M］. 石家庄：河北人民出版社，2000.

[13] 吴鞠通医案［M］. 北京：人民卫生出版社，1960.

[14] 蒋天枢. 陈寅恪先生文集［M］. 第 2 卷. 上海：上海古籍出版社，

1980.

[15] 李聪甫，刘炳凡. 金元四大医家学术思想之研究 [M]. 北京：人民卫生出版社，1983.

[16] 彭宪彰. 叶氏医案存真疏注 [M]. 成都：四川科学技术出版社，1984.

[17] 张立文. 宋明理学研究 [M]. 北京：中国人民大学出版社，1985.

[18] 任应秋. 中医各家学说 [M]. 上海：上海科学技术出版社，1986.

[19] 丁光迪. 东垣学说论文集 [M]. 北京：人民卫生出版社，1988.

[20] 马新云，王其飞. 河北历代名医学术思想研究 [M]. 北京：中国科学技术出版社，1990.

[21] 危北海. 中医脾胃学说应用研究 [M]. 北京：北京出版社，1993.

[22] 丁光迪. 金元医学评析 [M]. 北京：人民卫生出版社，1999.

[23] 贾文成. 脾胃论白话解 [M]. 西安：三秦出版社，2000.

[24] 盛增秀. 王好古医学全书 [M]. 北京：中国中医药出版社，2004.

[25] 徐树楠. 东垣医方精要 [M]. 石家庄：河北科学技术出版社，2005.

[26] 陈广恩. 金元史十二讲 [M]. 北京：中国国际广播出版社，2009.

[27] 姜春华，姜光华. 历代中医学家评析 [M]. 上海：上海科学技术出版社，2010.

二、论文类

[1] 潘静江. 补中益气汤新解 [J]. 新医学，1974，5（6）：289.

[2] 洪梦浒 . 李东垣学说浅谈 [J]. 成都中医学院学报，1978（2）：19
[3] 李恩复 . 对“甘温除热法”作用机理的探讨 [J]. 河北中医，1980（1）：18.
[4] 万友生 . 论阴火 [J]. 上海中医药杂志，1980（5）：25.
[5] 丁光迪 . 略论李东垣的补中升阳 [J]. 中医杂志，1981（3）：9.
[6] 刘美文 . 李东垣的阴火与朱丹溪的相火 [J]. 浙江中医杂志，1981（8）：343.
[7] 张觉人 . 东垣养生学思想初探 [J]. 江苏中医杂志 .1982（1）：11.
[8] 丁光迪 . 剖析李东垣的阴火论——兼论甘温除大热 [J]. 南京中医学院学报，1982（2）：1.
[9] 高汉森 . 李东垣之用升麻 [J]. 辽宁中医杂志，1982（5）：38.
[10] 朱曾柏 . 论李杲的阴火学说 [J]. 新中医，1982（6）：7.
[11] 李南夷 . 脾胃的元气阴火学说 [J]. 浙江中医杂志，1982（8）：345.
[12] 齐仲贤 . 阴火小议 [J]. 辽宁中医杂志，1982（8）：36.
[13] 丁光迪 . 李东垣活血化瘀法初探 [J]. 辽宁中医杂志，1982（9）：5.
[14] 丁光迪 . 金元诸大家的学说渊源 [J]. 安徽中医学院学报，1983（2）：6.
[15] 时全志 . 试论脾胃论中的阴火的涵义 [J]. 河南中医，1983（3）：29.
[16] 傅沛藩 . 东垣阴火及证治 [J]. 湖北中医杂志，1985（3）：6.
[17] 鲁兆麟 . 浅议补中益气汤治疗阴火证的机制 [J]. 国医论坛，1986（1）：21.

[18] 孙志芳. 试论易水学派的发展及对后世医学的影响 [J]. 河北中医, 1986 (4): 6.

[19] 孙培林. 易水学派对药性理论的贡献 [J]. 南京中医学院学报, 1988 (3): 5.

[20] 林君玉. "甘温除热"法治疗气虚发热 100 例 [J]. 新中医, 1988 (7): 23.

[21] 王长荣. 李东垣阴火理论探源 [J]. 中国医药学报, 1991 (3): 79.

[22] 李自朋. 李东垣阴火理论探析 [J]. 河北中医, 1992 (3): 28.

[23] 严仲庆. 东垣风药用法初探 [J]. 四川中医, 1992, 14 (6): 3.

[24] 王维新, 夏宝泉. 李东垣"阴火"学说刍议 [J]. 浙江中医学院学报, 1994, 18 (1): 1.

[25] 陈宁. 浅析东垣升阳除湿六法 [J]. 中医药研究, 1994, 10 (3): 8.

[26] 陈宁. 李东垣升阳除湿法探微 [J]. 四川中医, 1994 (4): 5.

[27] 栾光禹. 李东垣治胃方讨论 [J]. 四川中医 .1994 (5): 5.

[28] 朱家熊. 略论朱丹溪对李东垣湿热证治的发挥 [J]. 浙江中医杂志, 1994 (7): 315.

[29] 崔文成. 甘温除热法管见 [J]. 中医杂志, 1994, 35 (8): 460.

[30] 任浩瑞. 李东垣学术思想浅析 [J]. 河北中医, 1995, 17 (2): 3.

[31] 蔡胜彬. 李东垣用风药机理初探 [J]. 吉林中医药, 1995 (5): 1.

[32] 柯文彬. 试论李东垣补脾法 [J]. 光明中医杂志, 1996 (1): 1.

[33] 李吉祥 . 对李杲益气升阳法的运用 [J]. 北京中医，1996（2）：52.

[34] 任建华 . 李东垣脾胃学说评述 [J]. 江苏中医，1996，17（5）：36.

[35] 李志雄 . 甘温除热的机理与临床 [J]. 江苏中医，1996，17（12）：39.

[36] 崔国玲，杨慧萍 . 甘温除热法治疗更年期综合征 30 例 [J]. 山东中医杂志，1996，15（12）：544.

[37] 王小川 . 李杲之“阴火”本质刍议 [J]. 广州中医药大学学报，1997，14（2）：143.

[38] 李秀珍，范东明，王波 . 甘温除热的临床运用 [J]. 中医药学报，1997（5）：3.

[39] 谭得福 . 李东垣用苦寒泻火药的探讨 [J]. 河北中医，1997，20（6）：212.

[40] 胡克伍 . 东垣阴火之“阴”浅析 [J]. 国医论坛，1998，13（5）：45

[41] 魏全德 .《脾胃论》学术思想浅识 [J]. 中医药研究，1998，14（6）:7.

[42] 刘宜云，郭新华 . 浅论李东垣补气升阳法的临床应用 [J]. 中医研究，1998，12（11）：29.

[43] 都丽莉，李欣育 . 李东垣脾胃学说浅识 [J]. 中医药学报，1999，1(1)：3.

[44] 赖真 . 甘温除热法治疗脾虚阴火证的临床体会 [J]. 中国医药学报，1999，14（1）：48.

[45] 宋益东 . 气虚发热之病机谈 [J]. 中医药研究，1999，15（3）：9.

[46] 严善余 . 东垣制方用药法度 [J]. 中医药研究，1999，15（3）：2.

[47] 徐寿生. 李杲脾胃阴阳升降理论探讨 [J]. 安徽中医学院学报，1999，18（4）：9.

[48] 唐卫华. 李东垣治疗麻木探析 [J]. 中医药学报，1999（6）：7

[49] 邓铁涛. 李东垣的科研成果、方法与启示 [J]. 新中医，1999，31（6）：3.

[50] 邓铁涛. 李东垣学说的临证体会 [J]. 新中医，1999，31（7）：9.

[51] 戴永生. 论东垣"升阳十七方"用药配伍特色 [J]. 辽宁中医杂志，2001，27（1）：1516.

[52] 薛益明，周晓红. 论金元时期学风的转变 [J]. 中医文献杂志，2001（2）：14.

[53] 李渭阳，赵亚宁. 甘温除热法在产后发热中的应用体会 [J]. 陕西中医，2001，22（6）：383.

[54] 伊丽萦. 李东垣阴火理论的研究进展 [J]. 成都中医药大学学报，2002（1）：50.

[55] 张星平，肖莹. 李杲"阴火说"探微 [J]. 上海中医药杂志，2003，37（1）：46.

[56] 冯文才. 李东垣"阴火"学说发微 [J]. 广州中医药大学学报，2003，20（2）：171.

[57] 戴裕光. 风药升阳同于升柴实用 [J]. 中医药杂志，2003，19（3）：163.

[58] 于智敏. 李东垣治疗脾胃病的组方用药特点分析 [J]. 中国中医基础

医学杂志，2003，9（3）：56.

［59］黄涛．金元时期医学繁荣的思考［J］．南京中医药大学学报（社会科学版），2003（4）：206.

［60］吴少祯．李东垣生平、著作、学术考辨［D］．哈尔滨：黑龙江中医药大学，2003.

［61］张俐敏，陈文莉．李东垣善用升散药探讨［J］．中医文献杂志，2003（3）：28.

［62］于友华．《东垣试效方》方剂配伍理论初探［J］．中国中医基础医学杂志，2003，9（6）：65.

［63］刘宁，李文刚．孙思邈学术思想对金元医家的影响［J］．北京中医杂志，2003，22（6）：50.

［64］封银曼，任小巧．李东垣升阳益胃法临床运用［J］．中国医药学报，2003，18（8）：483.

［65］党世奇．李东垣脾胃学说探析［J］．现代中医药，2004（1）：11.

［66］赵德利，张关生．李东垣阴火之我见［J］．中国中医药现代远程教育，2004，3（3）：35.

［67］林群莲，黄发盛．《脾胃论》用药特点探析［J］．光明中医，2004，19（4）：8.

［68］徐树楠．李东垣脾胃学说对后世的影响［J］．浙江中医杂志，2004（6）：231.

[69] 李守朝. 李东垣脾胃学说与临床实践 [J]. 陕西中医学院学报，2004，72（7）：4.

[70] 高怀林. 甘温除热法临床运用 [J]. 河北中医，2004，26（9）：683.

[71] 程汉桥. 论宋金元时期伤寒学的形成与发展 [J]. 中国中医基础医学杂志，2004（11）：17.

[72] 宋俊生. 刘完素对外感热病证治的贡献 [J]. 广州中医药大学学报，2004（12）：21.

[73] 陈向良. 浅谈《脾胃论》中的阴火 [J]. 湖南中医杂志，2005，21（2）：93.

[74] 李菲. 李东垣脾胃内伤热病的理论基础 [D]. 北京：北京中医药大学，2006.

[75] 曾庆滨，马长注. 李东垣“阴火理论”浅探 [J]. 光明中医，2006，21（4）：8.

[76] 杨慧清. 浅谈叶天士对脾胃学说的贡献 [J]. 新中医，2006，38（6）：82.

[77] 周晓红. 李东垣运用风药的实践意义 [J]. 河南中医，2006，26（6）：7.

[78] 杨静，朱星. 刘完素脾胃学术思想探微 [J]. 中国中医基础医学杂志，2006（10）：769.

[79] 黄任锋，谭峰. 浅析补中益气汤之甘温除热法 [J]. 辽宁中医药大学学报，2008，1（2）：54.

[80] 楼友根 . 略论李杲对“角药”的配伍应用 [J]. 中国中医基础医学杂志，2008，14（3）：226.

[81] 马瑞，金桂兰 . 李东垣运用升阳风药探析 [J]. 新中医，2008，40（3）：99.

[82] 崔淑兰 . 东垣运用风药探析 [J]. 辽宁中医药大学学报，2008，10（5）：142.

[83] 孟庆云 . 医中之王道——补土派大师李杲 [J]. 江西中医学院学报，2006，18（5）：5.

[84] 李东阳，社会政治因素对宋金元时期中医学创新的影响 [J]. 河南中医学院学报，2008（5）：12.

[85] 易白刚 . 李东垣运用升散风药意义述要 [J]. 辽宁中医药大学学报，2008，10（6）：175.

[86] 曹丽霞，袁红霞 . 补脾升阳法治疗九窍疾病验案 [J]. 中医杂志，2008，49（7）：590.

[87] 朱伟，周洁 . 李东垣的疮疡证治特色 [J]. 江苏中医药，2008，40（8）：15.

[88] 李敏 . 李东垣升阳除湿法在痔手术后的应用探析 [J]. 中医研究，2008，21（11）：7.

[89] 李志更，金香兰 . 李东垣法时用药经验浅探 [J]. 中医杂志，2009，5：65.

[90] 李华，李丽，张长江，从升降理论谈李东垣的脾胃思想［J］. 光明中医，2009，24（10）：1852.

[91] 毕国伟，江泳，陈建杉. 再论李东垣脾胃学说［J］. 成都中医药大学学报，2010，33（4）：88.

[92] 李成文，司富春. 宋金元时期中医基础理论创新研究［J］. 中华中医药杂志，2010（7）：985.

[93] 贾云芳. 王好古《此事难知》学术思想以及李东垣学术渊源的研究［D］. 石家庄：河北医科大学，2010.

[94] 贾云芳，董尚朴，侯仙明. 从《此事难知》看王好古对易水学派的继承［J］. 河北中医药学报，2011，26（2）：13.

[95] 陈谦峰，齐南. 明清诸名医对脾胃学说发展之概略［J］. 辽宁中医药大学学报，2011，13（3）：107.

[96] 刘洪.《脾胃论》用药规律探讨［J］. 河北中医，2011，33（8）：1235.

[97] 郑齐，潘桂娟. 脾胃学说的概念与源流述要［J］. 中医杂志，2012，53（13）：1082.

[98] 乔文彪，张亚密. 张好古与药类法象理论研究［J］. 中国中医基础医学杂志，2013，19（9）：989.

《中医历代名家学术研究丛书》医家名录

（总计 102 名，以医家出生时间为序）

汉晋唐医家（6名）

张仲景　王叔和　皇甫谧　杨上善　孙思邈　王　冰

宋金元医家（19名）

钱　乙　刘　昉　陈无择　许叔微　陈自明　严用和
刘完素　张元素　张从正　成无己　李东垣　杨士瀛
王好古　罗天益　王　珪　危亦林　朱丹溪　滑　寿
王　履

明代医家（24名）

楼　英　戴思恭　刘　纯　虞　抟　王　纶　汪　机
薛　己　万密斋　周慎斋　李时珍　徐春甫　马　莳
龚廷贤　缪希雍　武之望　李　梴　杨继洲　孙一奎
吴　崑　陈实功　王肯堂　张景岳　吴有性　李中梓

清代医家（46名）

喻　昌　傅　山　柯　琴　张志聪　李用粹　汪　昂
张　璐　陈士铎　高士宗　冯兆张　吴　澄　叶天士
程国彭　薛　雪　尤在泾　何梦瑶　徐灵胎　黄庭镜
黄元御　沈金鳌　赵学敏　黄宫绣　郑梅涧　顾世澄
王洪绪　俞根初　陈修园　高秉钧　吴鞠通　王清任
林珮琴　邹　澍　王旭高　章虚谷　费伯雄　吴师机
王孟英　陆懋修　马培之　郑钦安　雷　丰　张聿青
柳宝诒　石寿棠　唐容川　周学海

民国医家（7名）

张锡纯　何廉臣　陈伯坛　丁甘仁　曹颖甫　张山雷
恽铁樵